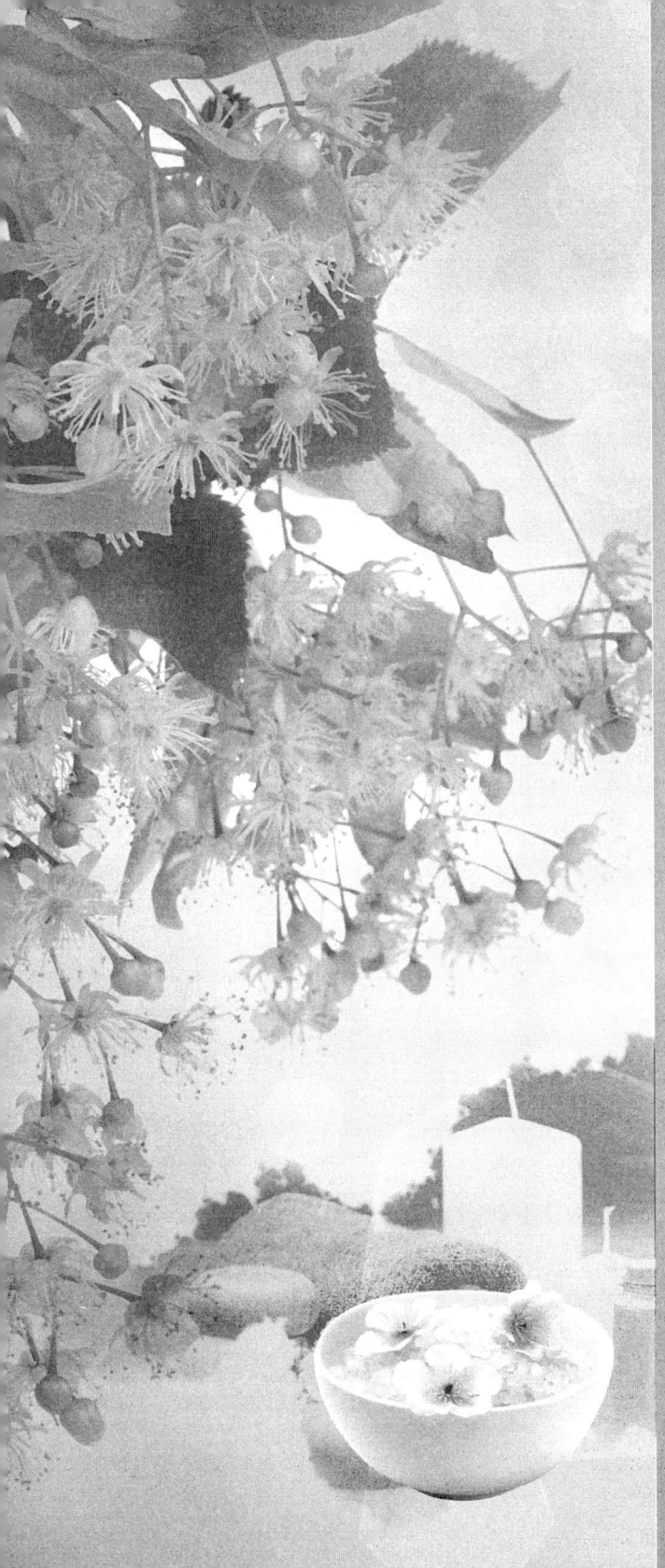

향 전문가의 필독서

아로마의 이해

|양해주 저|

남양

책 머리에

복잡한 세상에 살고 있는 우리는 Covid19에 치어 사회생활이 제대로 이루어지지 않는 가운데 이 책을 세상에 내게 되었습니다.

아로마라는 말 자체가 그뜻이 어떤지 조차 모르고 세상에 살고 있으나 않나 노파심에서 나 스스로에게 반문을 하고 싶은 심정입니다.

향에 내 몸을 들여 놓은지 언 반백년이 훌쩍 지나간지 모르게 흘렀습니다. 그동안 열심히 향에 대해 연구를 해 오면서 향이 가지고 있는 뜻을 살펴보고 그 의미를 살펴 보고자 합니다.

향은 aroma, Perfume, Frogrance 등의 언어로 표현을 해 왔습니다만 aroma라는 말을 접하게 된 것은 어쩌면 필연이 아니었나 생각해 봅니다.

본문에서 그 뜻의 유래를 살펴 보겠지만 본래의 뜻 보다는 사회의 흐름에 맞는 말은 다른 의미를 뜻하지 않나 생각해 봅니다.

이런 의미에서 aromatherapy의 본래의 뜻을 살펴 봄으로서 그 본래의 의미가 무엇인지를 알려고 합니다.

아무쪼록 이 책을 통해서 조금이나마 aromatherapy라는 말을 이해하는 계기가 되었으면 합니다. 부족한 점이 많으나 이 책을 쓰는 사람의 심정을 알아 주셨으면 합니다. 보다 정확한 말을 이해하도록 해 보려고 합니다. 끝으로 향을 전공한 사람으로서 보다 사회에 향에 대한 부분을 알리고자 힘쓰는 사람을 이해해 주셨으면 합니다.

보다 발전적인 책이 되었으면 하면서 향에 관심있는 독자 여러분의 지혜를 부탁드립니다.

2021. 1.

필 자

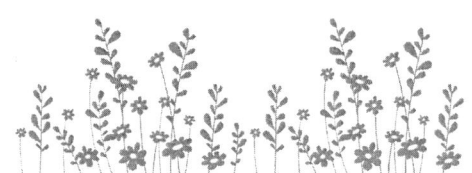

【차 례】

제1장 Aromatherapy의 정의 및 현황 ·············· 9
1. 정의 ·············· 9
2. 각국의 현황 ·············· 11

제2장 Aromatherapy의 역사적 고찰 ·············· 13
1. 이집트 시대 ·············· 13
2. 그리스와 로마시대 ·············· 15
3. 르네상스 시대 ·············· 16
4. 르네상스이후 ·············· 17
5. 20세기의 Aromatherapy ·············· 18

제3장 Aromatherapy 오일 ·············· 19
1. 식물 분류 ·············· 19
  (1) 대사(metabolism) ·············· 20
    1) 왜 식물은 정유를 가지고 있는가? ·············· 21
  (2) 식물분류법에 의한 식물분류 ·············· 22

제4장 정유의 화학적 구성 ·············· 30
1. Terpenoid 화합물 ·············· 30
2. Monoterpenes ·············· 31
3. Sesquiterpenoids ·············· 32
4. Adehydes ·············· 33
5. Ketones ·············· 33
6. Esters ·············· 33
7. Terpene alcohol ·············· 34
8. Phenols ·············· 34
9. Phenylpropanes ·············· 34
10. Oxides ·············· 35

제5장 향의 추출 방법 ·············· 36
1. 증류법(Distillation) ·············· 36
2. 압착법 ·············· 37
3. Extraction ·············· 38
4. aromatic hydrosol ·············· 41

제6장 정유의 각론 ·· 44
  1. Angelica ··· 44
  2. Aniseed ·· 45
  3. Basil ·· 46
  4. Bay(west Indian bay) 또는 Bay leaf ··· 48
  5. Bergamot ··· 49
  6. Birch (white Birch) : 자작나무 ·· 50
  7. Black pepper ··· 51
  8. Cajuput ·· 52
  9. Cardamon ·· 53
  10. Caraway ··· 54
  11. Carrotseed ··· 55
  12. Atlas cedarwood ·· 56
  13. Virginiana cedarwood ·· 57
  14. Celery seed ·· 58
  15. German chamomile(blue chamomile) ··· 59
  16. Roman chamomile ·· 60
  17. Cinnamon ··· 61
  18. Citronella ·· 62
  19. Clary sage ··· 63
  20. Clove(정향) ·· 64
  21. Coriander ·· 65
  22. Cumin ··· 66
  23. Cypress ··· 67
  24. Dill ·· 68
  25. Elemi ·· 69
  26. Eucalyptus ·· 70
  27. Everlasting(Helichrytsum) ··· 71
  28. Fennel ··· 72
  29. Fir needle ·· 73
  30. Balsam Fir ··· 74
  31. Frankincense ·· 74
  32. Galbanum ··· 76
  33. Geranium ·· 76
  34. Ginger ··· 78

35. Grapefruit ···79
36. Hyssop ··79
37. Jasmin ··80
38. Juniper ···82
39. Laurel ···83
40. Lavender ··84
41. Lavandin ··85
42. Spike lavender(Aspic) ···85
43. Lemon ··86
44. Lemongrass ···87
45. Lime ··89
46. Litsea cubeba(May chang) ··90
47. Mandarine(Tangerine) ··91
48. Marjoram(sweet marjoram) ···92
49. Melissa(lemon balm) ··93
50. Myrrh ··94
51. Myrtle ···95
52. Neroli ···96
53. Niaouli ··97
54. Nutmeg ··98
55. Bitter orange ··99
56. Sweet orange ···100
57. Oregano ··101
58. Palmarosa ···102
59. Parsley ··103
60. Patchouli ···104
61. Peppermint ··105
62. Petitgrain ···106
63. Pine ··107
64. Ravensara ···108
65. Rose de mai(French rose) ··109
66. Damask rose(Bulgarian rose) ···110
67. Rosemary ··111
68. Rosewood ··112
69. Sage ···113

70. Sandalwood ·· 114
71. Spearmint ·· 115
72. Tagetes ·· 116
73. Tea tree ··· 117
74. Thyme ··· 118
75. Vetiver(vetivert) ··· 119
76. Yarrow(Milfoil) ··· 120
77. Ylang Ylang ··· 121

제7장 정유의 치유성질 ··· 122
  1. 정유의 치료학적 고찰 ··· 122
  2. 소화기계에 미치는 영향 ··· 127
  3. 호흡기계에 미치는 영향 ··· 128
  4. 심장 및 순환기계에 미치는 영향 ·· 128
  5. 비뇨기계에 미치는 영향 ··· 129
  6. 생식기계 및 내분비계에 미치는 영향 ·································· 129
  7. 향이 정신계에 미치는 영향 ··· 130
  8. 향의구조 Group별 효능 ··· 131
  9. 정유에서 Terpenoid 화합물의 의학적인 효과 ······················ 132

제8장 정유가 인체에 어떻게 흡수되는가? ·· 134
  1. 호흡기를 통하는 방법 ··· 134
  2. 피부를 통한 흡수 ·· 137

제9장 경피흡수방법 ·· 141
  1. Compress(습포, 압포) ·· 141
  2. 양치질 ··· 141
  3. 스프레이법 ··· 141
  4. 목욕법 ··· 142
  5. 손, 발, 좌욕 ··· 142
  6. 국부도포(topical application) ··· 142
  7. Carrier 오일 ·· 143

제10장 Carrier 오일 ·· 144
  1. Maceration ··· 145
  2. aromatherapy에 사용되는 carrier 오일 ·································· 145

제11장 마사지(massage) ·········152
1. 마사지를 하기위한 올바른 접촉 ·········152
2. 마사지를 받는 사람의 편안함 ·········152
3. 마사지를 하는 사람의 편안함 ·········153
4. Aromatherapy 마사지 원리 ·········153
5. 신경근육 마사지 ·········154
6. 감정개입 ·········155
7. 손의 역할 ·········155
8. 마사지의 주요 인자 ·········156
9. 마사지의 주요 방법 ·········157
10. 마사지의 실제 기법 ·········159

제12장 냄새와 후각 ·········168
1. 후각 ·········168
   (1) 후각계(olfactory system) ·········169
   (2) 변연계 ·········173

제13장 Aromachology ·········176
1. 냄새와 전기적인 뇌 활동에 대한 것 ·········177
2. 신체적인 효과에 대한 것 ·········179

제14장 정유의 안전성 ·········184
1. 독성 ·········184
2. 자극 ·········185
3. 감작 ·········185
4. 발암 ·········189
5. 피부 감작 ·········189
6. 광 감작 ·········189
7. Aromatherapy에서의 안전성 guideline ·········192

제15장 Aromatherapy의 용어(alphabet 순) ·········195

[참고 도서 및 문헌] ·········238

[찾아 보기] ·········247

제1장 Aromatherapy의 정의 및 현황

1. 정의

 최근 우리 주위에 aromatherapy(방향요법, 향기요법)라는 말을 흔히 접하게 되는데 그의 정의와 현황을 살펴봄으로써 올바른 이해를 할 수 있을 것으로 생각된다. Aromatherapy라는 말은 1937년에 출간한 Rene Maurice Gattefosse의 'Aromatherapie'라는 책에서 처음으로 소개되었고 정유의 치유적인 응용을 시도한 첫번째 일이었다.

 물론 이것은 인류가 오랫동안 사용해온 방향식물의 사용과 다르지 않다고 볼 수 있다. 그러나 aromatherapy는 20세기의 과학적인 진보에 피할 수 없이 의지된 개념이다.

 이것은 서구의 산업화되고 과학에 치우쳐진 우리시대의 사회에 뿌리를 두고 있다. 즉 이것은 현대 과학적인 생각과 실험의 기초 위에 aromatherapy를 설명한 Gattefosse의 이론의 영향을 받은 것이다.

 의학적인 치료로서 방향잡힌 aromatherapy는 보통 의약품과 같은 효과를 가지고 있다고 생각되는 정유의 약물학적인 효과에 기초를 두었다. 20세기 첫 30~40년 동안은 화학자들은 정유의 성분들을 확인할 수 있었다. 이러한 정유의 화학성분 들을 확인하는 발견의 흐름에 의해 영향 받아 Gattefosse의 aromatherapy는 활성성분의 개념에 기울어 졌다. Gattefosse에 의한 aromatherapy는 보통 약처럼 병이나 증상을 치료하기 위해 사용되었다.

 Gattefosse의 접근에서는 약과 aromatherapy사이의 구분은 없었다. 사실상 그는 aromatherapy는 약의 완전한 부분으로 생각하였다. 그러나 활성성분에 의한 약리학적인 성질에 방향을 맞추었음에도 불구하고 Gattefosse는 심리학적인 것과 신경학적인 정유의 효과를 알았다. 이런 효과를 그의 일에 통합시키면서 그는 오늘날 지배적이 된 holistic접근(각론 참조)을 예시하였다.

현대 aromatherapy의 개발에 다음 단계는 1964년에 프랑스에서 처음으로 발간된 Aromatherapie(후에 영국에서 The practice of aromatherapy라는 제목으로 번역되었다.)의 저자인 Jean Valnet에 의해 도입되었다.

이 책은 대량으로 정유를 대중적으로 사용하도록 하는 촉매 역할을 하였다. 동시에 비전문가나 의약 전문가에게 전하면서 Valnet는 aromatherapy를 Gattefosse와 유사한 방법으로 소개하였다.

12년 후 Valnet의 책이 영어와 독일어로 번역되었다. 동시에 영국에서는 Robert Tisserand의 The art of aromatherapy라는 책이 발간되었다. 그리고 이 책은 aromatherapy의 의학적인 접근과 정유의 비방적인 관점을 결합시킨 첫번째 책이었다.

물론 의학적인 관점이 아닌 esthetic분야에 aromatherapy를 도입시킨 사람은 오스트리아 출신의 Marguerite Maury 여사이다. 그녀는 정유를 이용한 마사지를 통해 피부에 정유를 흡수시켜 젊음을 유지시켜 주는데 그녀의 연구를 몰두하여 영국의 aromatherapy가 활성화하는데 크게 기여하였다. Maury 여사는 1950년 후반기에 영국에 도착하여 의약분야에 aromatherapy를 소개하지는 않았지만 esthetic분야에 공헌한바 공이 컸기 때문에 정유와 화장품학에 대한 연구업적으로 1962년, 1967년 2차에 걸쳐 국제상을 수상할 정도로 활동이 활발했다. 그 후 1976년 aromatherapy의 의학적인 뿌리가 무게를 두게 되었고, 그러는 가운데 aromatherapy에 대한 인기도가 높아졌는데 Valnet과 Tisserand의 책에 의해 전문가뿐만이 아니라 비전문가들도 일반적인 병을 치료하도록 허락하는 양상을 보이게 되었다.

뿐만아니라 다른 다양한 해석이 나타나게 되었다.

즉, 어떤 때는 비방의 형태로 어떤 때는 후각적인 방면에 초점을 맞추기도 하게 되었다. 되돌아보면 사실 그것은 향과 후각의 효과에 넓어지는 상품적이고 과학적인 흥미를 낳는 aromatherapy의 인기였다고 볼 수 있다. 왜냐하면 정유를 의약적인 용도로 사용하는 상품적인 이용은 서구사회에서는 법적으로 규제되거나 완전히 금지되기 때문에 aromatherapy의 향기적인 면이 상품적인 흥미의 최대의 효과로 받아 들여졌다.

이것이 현재의 법규와 충돌을 피할 수 있는 것이다. 1980년 이후에 aromath

erapy라는 분야는 기본적으로 4갈래로 나누어졌다.

첫째 medical &clinical aromatherapy로 의약적인 효과추구 분야

둘째 holistic aromatherapy로 병에 직접적으로 작용하기보다는 몸의 치유력을 스스로 만들도록 도와주는 것을 목적으로 하는 분야

셋째 마사지를 이용하는 화상품분야의 aromatherapy로 주로 영국에서 많이 발달된 분야로 esthetic aromatherapy라고도 한다.

넷째 psychological aromatherapy로 후각을 통해 효과를 얻는 것을 소구하며 olfactory reseach fund에 의한 aromachology의 개념과 같다.

2. 각국의 현황

(1) 영국

Aromatherapy는 건강과 몸의 활력, 마음 정신을 증진시키기 위해 호흡을 이용하거나 목욕 습포(compress) 국부적인 이용 마사지를 사용해서 정유를 사용하는 것을 말한다. 즉, 본래의 aromatherapy가 의미하는 내용과는 다른 형태의 건강을 증진한다는 의미를 가지고 있다. 물론 보조치료로서 정유를 이용할 수 있으나 법적으로 인정받은 자의 책임하에 할 수 있으나 복잡한 사회적인 제도와 연결되어 있어 간단하게 설명할 수 없다.

(2) 프랑스

aromatherapy와 같은 직업이 실제로 존재하지 않고 다만 aromatherapy는 의약적인 약초학(phytotherapy)을 포함한 의학의 한 갈래일 뿐이고 보조약이나 대체 의약에 이미 관여된 의사들에 의해서만 사용되어 진다. 프랑스에서는 호흡기계의 감염, 피부감염, 소화기계, 비뇨기계 보통 바이러스감염증에 사용된다. 특히 aromatogram의 소개로 전염병에 향의 효과를 입증한 것이 상당한 진보라 할 수 있다.

(3) 미국

미국의 aromatherapy는 toiletary 제품과 비누등에 처음으로 사용하기 시작하면서 영국식 aromatherapy가 확산되어 가고 있고, 이미 indiana대학을 비롯한 2~3개 대학에서 aromatherapy가 교과과목으로 되고 있을 정도로 빠른 속도로 확산되고 있다. 물론 aromatherapy를 주도적으로 확산시키는 것은 영국식 마사지를 통한 건강증진을 개념으로 하는 aromatherapy이며, medical한 aromatherapy는 법적으로 인정되지 않는 상태로 앞으로 많은 연구가 이루어져야 할 것으로 본다. 앞에서도 언급하였지만 향의 psychological한 효과에 대해서 olfactory research fund에 의해서 여러가지 효과를 확인하고 있다.

(4) 기타 국가

우리나라를 비롯한 canada, 일본, 호주 등 각국에서 aromatherapy가 급속히 확산되고 있는데 의학적인 면과 esthetic 부분, 민간요법적인 부분에서 급속히 확산되고 있다. 우리나라의 예를 들면 한의학이나 의학을 한 일부의 사람들이 aromatherapy를 이용하여 치유행위를 하고 있고 미용실이나 피부관리실 등에서 마사지를 이용한 aromatherapy를 이용하고 있으며 일반인들이 특정향료의 효과를 추구하기 위해 스스로 정유를 이용하는 경우가 점점 확산되고 있다.

제2장 Aromatherapy의 역사적 고찰

 우선 aromatherapy(방향 요법, 향기요법)라는 말은 aroma와 therapy라는 두 단어가 합쳐진 합성어인데 1928년 프랑스 화학자인 Rene-Gattefosse라는 사람이 그의 실험실에서 손에 화상을 입고 lavender가 들어있는 용기에 손을 무심코 넣어 염증과 통증이 감소해지고 치유가 빠르게 됨을 느끼고 정유(essential oil)의 치유력에 관해 연구하기 시작하게 되었고 1928년 aromatherapy라는 말을 만들어 내게 되었다.
 물론 그 이전부터 향이 여러 가지 질병을 치료해 왔다는 것은 잘 알려진 사실이었다. 그러면 향을 가지고 병을 치료하기 시작한 것은 언제일까? 아마도 인류 역사와 같이한다고 할 수 있다.
 인류 학자들은 인류가 불을 사용하게 되고 그 불을 이용하여 gum이나 resin들을 태움으로 최초의 향을 이용하였다고 추측하고 있다.
 결국 의식이나 쾌락을 위하여 향기가 풍부한 식물들을 동물성 오일이나 식물성 오일을 혼합해서 몸에 바르거나 뿌리게 되었을 것이다. 기원전 7000~4000년경 선사시대의 연고를 만들기 위해 올리브유나 참기름이 향유 식물과 혼합되어 졌던 것으로 생각된다. 기원전 3000년경 이집트인들은 글을 쓰고 벽돌을 만들었으며 많은 양의 몰약을 이미 수입하고 있었다. 상업의 초창기 품목은 대개 종교적인 목적에 국한된 spice류, gum류, 다른 향료 식물들이었다.

1. 이집트 시대

 역사적 기록에 의하면 히브리, 아랍, 인도, 중국인들에게는 방향성 물질들이 약용으로 중요한 역할을 하였다. 그러나 고대 이집트인들은 향을 이용한 치료행위는 삶의 한 방편이었다. 중국인들이 침술이나 한의학을 개발하고 있을 동인에 이집트인들은 향유물질을 종교의식이나 의약에 사용하고 있었다.
 BC 4,500년경의 기록에 의하면 향유, 냄새 나는 나무껍질, 레진, 스파이스, 향초, 술, 음료 등이 약,의식, 점성술, 시체방부제로 사용되었다고 한다. 1922

년에 투탄카멘의 무덤이 열려졌을 때 많은 항아리들에 몰약 유향과 같은 물질들이 함유되어 있는 것을 발견하였다. 이것들은 향으로서 뿐만이 아니라 의약으로도 사용되었다.

이 두 가지 목적은 그 당시에는 서로 바꿀 수 없었을 것이다. Edfu의 사원에서 발견된 Papryi와 Steles에 기록된 상용문자의 번역에 의하면 방향물질들은 높은 성직자들과 연금사들에 의해 향과 의약의 드링크를 만들기 위해 특별한 처방에 의해 만들어 졌다고 한다. 사원에서는 Cedarwood껍질이나 Carawy씨, Angelica뿌리와 같은 방향물질들은 Wine 또는 Oil에 담그거나 태워서 사원내에 향기를 내게 하였다. 성직자들은 어떤 냄새의 힘이 집회의 활기를 높인다거나 평온의 상태를 증진시킨다는 것을 알고 있었다. 인기 있는 향이 유명한 Kyphi였는데 16가지의 다른 정유를 섞어 만들었는데 이것은 성직들이 깨닳음이나 감각을 높여주기 위해서 냄새를 맡았다고 하는데 프랑스 화학자 Loret은 16가지 주성분을 다음과 같이 제시하고 있다. 즉 Calamus, Cassia, Cinnamon, Peppermint, Citronella, Pistacia, Cunvulvulvus scoparius, Juniper, Acasia, Henna, Cyperus, 'Resin', Myrrh, 그리고 Raisins이다.

이와 같이 오늘날 종교의식에서 사용되는 분향은 위와 같은 목적으로 사용된다. 1870년 70여 피트에 달하는 의약표인 Ebers Papyrus가 발견되었다. 이것은 BC 1500년으로 거슬러 올라가 800개가 넘는 주로 Herbal처방약이 기록되어 있다. 이보다 먼저 발견되었고 Edwin smith라고 부르는 약으로부터 이집트인들이 Hayfever(천식)을 Antimony, 알로에, 몰약, 꿀을 가지고 치료하였다는 것을 알 수 있는데 몰약은 아직도 목이 아프거나 기침이 날 때에 사용되고 있다.

그들은 피임의 기초를 알았다. 즉 아카시아, Coloquente(bitter apple의 펄프)와 대추야자, 꿀을 혼합해서 Lactic acid를 형성하도록 발효해서 질에 넣는다. 이것은 지금 Spermicide(살 정자제)로 작용하는 것으로 알려졌다. 또한, 그들은 방향 물질이 시체 방부효과가 있다는 것을 알고 이를 이용하여 사람의 몸을 보존하는 과정에 이용하였다.

Galbanum, Clove, Cinnamon, Nutmeg과 같은 Resin의 흔적이 미라의 붕대로부터 분리되었다. 그러한 방향물질은 확실한 방부효과가 있었다. 현미경으로 조사한 결과 수 천년이 지난 시신의 장기의 조각은 완전히 손을 대지않은 것과 같이 있는 것을 발견하였다. 또한, 방향식물은 요리에도 이용하였는데 기장이나 보리빵을 소화하기 쉽게 하기위해 Caraway나 Coriander, Aniseed와 같은 Spice를 부가하곤 하였는데 최근 연구에 의하면 Caraway의 주성분인 Carvone이 위액을 자극하거나 방출하도록 한다는 것이 밝혀졌다. 또한, 마늘이나 양파를 먹기도 하고 변함없이 양파의 구근이 미라의 안이나 곁에서 발견되고 있으며 Choops의 피라미드에 새겨진 명각에 의하면 매일 아침 피라미드를 건축하는 노예들에게 그들의 강인함과 좋은 건강을 위해 마늘 한 뿌리씩을 주었다고 하며 오늘날에도 그 효능에 대해 많은 연구를 하고 있으며 많은 연구결과를 내놓고 있다.

2. 그리스와 로마시대

그리스시대 중에서 의약의 아버지로 알려진 Hippocrates는 빼놓을 수 없는 사람으로 과학적인 접근과 정확한 관찰로 치료하였고 현대 의학적인 지식을 기초화 한 첫번째 의사였다. 그의 믿음 중에서 하나는 오늘날 방향요법의 중심원칙이 된 건강을 지키는 방법은 매일 방향맛사지와 방향욕을 한다는 것이었다.

그는 특정식물의 항균성질을 알았고 유행성 전염병이 아테네를 파괴하였을 때 유행병을 막기위해 거리 모퉁이에 방향성 식물을 태우도록 하였다. 이때 식물에 대한 지식이 퍼지고 있었고 식물학의 아버지라고 하는 Theophrastus의 Historia Plantoratum에서 절정기에 달했다. 로마시대의 절정기에 의학세계를 지배한 사람들은 그리스로부터 이민간 의사들과 구도자들이었다. 이들 중의 하나가 Dioscorides였는데 그는 약용식물의 성질과 사용에 관한 책 De Matria Medica를 쓴 네로군대의 그리스 외과의사였다. 이와 같은 식물생명에 관한 원리는 항시 똑같지 않고 날과 해 개발상태에 따라 다르다는 사실이 2000년 후인 오늘날에도 정유산업에 이용되고 있다.

예를 들면 양귀비생산을 아침에 하는 것이 저녁에 하는 것보다 4배라는 것이라든지 쟈스민의 향과 그 오일의 강도는 저녁이 가장 강해서 인도에서는 밤에 꽃을 딴다는 것 등이다. Dioscorides는 통풍에 의한 아픔을 고치기 위해 버드나무의 닳인 물을 처음으로 사용했다. 이것이 진통제 아스피린을 만들게 된

효시이다. 로마 사람들은 식물의 의학적인 성질보다 식용에 더 흥미가 있었지만 식물학적으로 크게 영향을 미쳤다.

병해가 유럽에 전파됨에 따라 군인들은 그들이 필요로 하는 식물의 씨를 식물과 같이 먹었다. 또 로마 사람들이 점령한 나라에 그 식물들이 살지않으면 그 씨를 뿌려 경작하며 살았다. 영국에 있는 Parsley(파스리), Fennel, Lovage는 로마 사람들에 의해 소개된 식물의 예이다. 많은 것들이 병사들이 택한 길을 따라 길 가까이에 떨어졌고 로마인들의 정착지 주위에 야생적으로 풍부하게 자라고 있다.

3. 르네상스 시대

르네상스 초기 이후에 유럽에서는 합리적인 의학이 쇠퇴하였지만 중국과 인도에서는 계속되었다.

4세기부터 시작된 문명을 가진 아랍인들은 과학적인 정신을 살리고 있었다. 한 아랍인에 의해 나폴리 근처에 있는 Saleno에 유명한 의학학교가 세워졌고 아랍인 의사 Avicena의책 Canon of Medicine이 11세기에 출간되었으며 16세기 중간까지 표준역작으로 남겨졌다.

Avicena는 식물의 정유를 추출하는 수단으로 증류를 발명하는데 책임을 진 것으로 생각되었고 그의 많은 원리가 지금도 사용되고 있다. 위대한 탐험가이며 식민지 개척자인 아랍 사람들에 의해 그들이 알려지는 세계에 그들의 지식을 퍼트려 갔다. 또한, 그들은 역시 위대한 무역인들이었으며 많은 새로운 식물들을 동양으로부터 소개하는데 공적을 세웠는데 특히 요리나 의학 양쪽에 사용한 Spice를 소개하는데 공적이 컸다.

약 6세기부터 14세기의 르네상스 시대에 걸친 중세유럽은 의학적으로 진보되지 않은 시대였다. 그 중에서 몇 가지 전해오는 이야기들이 있는데 그 중의 하나가 의학적인 식물에 관한 4가지 논문을 쓴 13세기의 Abbess of bign, St. Hildgrade에 관한 이야기로 그 업적이 지금까지 이야기되고 있다.

14세기 초에 유럽을 강타한 흑사병은 유럽 인구의 1/3에서 1/2까지 파괴시켰고 동시대의 의학은 향료식물 Pomander를 이용하거나 집이나 거리에서 방향물질을 태우는 것 이상의 것은 하지 못했다. 이것이 방향요법이었으나 너무 빈

약하고 늦었다.

　르네상스와 함께 위대한 탐험시대가 왔다. Columbus는 그 시대에 맞지 않게 지구는 둥글다는 것을 믿었고 그는 동양에 도착할 수 있었다. 여기서 풍부한 Spice를 얻어 서양에 실어 갔다. 그는 1492년 서인도로 생각했던 바하마에 도착했다.

　많은 새로운 식물들이 유럽에 소개되었던 것은 미국의 개방으로부터 였다. 잉카인들에 의해 씹었던 Cocoa잎이 남미로부터 소개되었고 Balsams 또는 Baume와 같은 원주민과 남미 인디언들에 의해 의학적으로 사용된 식물들이 유럽에서 약물로 쓰이게 되었다.

4. 르네상스 이후

　16세기와 17세기에는 유럽에서는 위대한 Herbal의 시대였는데 영국에서는 Gerard, Parkinson, Culpeper의 Herbal이 이에 해당된다. 1665년에 다시 흑사병이 발병하였으나 그 병을 치료하는 방법은 300년 전에 사용하였던 것보다 더 진전되지는 않았다. 그 후 영국에서 Royal Society의 형성과 함께 지식이 형성되었다.

　Linne의 식물분류, Cook의 탐험 그리고 강심제 마마에 대한 예방주사, 키니네, 마취법과 같은 재미있는 의학적인 발전이 이루어졌다. 마취제는 Victory에 의해 1853년에 왕실의 승인이 얻어졌다. 의학의 과학적인 접근의 성장과 함께 방향요법에 대한 믿음이 공존하였다. 그리고 18세기 끝까지 정유는 아직 의약에서 널리 사용되고 있었다. 그러나 화학이 번성함에 따라 식물성치료가 실험실에서 합성하여질 수 있었고 그것들은 더 강력하고 더 빨리 작용하게 되었다. 따라서 방향요법과 그 오일들은 의약에서 그의 자리를 잃어가기 시작하였고 전체가 흔들리기 시작하였다.

5. 20세기의 Aromatherapy

19세기부터 20세기 초까지는 향은 향 그 자체로의 역할을 하게 되었으며 20세기 초가 되어 R.M.Gattefosse가 정유의 치유력과 Aromatherapi라는 말을 만들어 내고 그것에 관하여 여러 가지 책에 기술했다. 그는 결국 정유의 성질과 그들의 사용방법과 방부성질 항균작용 항Virus, 항염증에 대하여 설명하였다. 그는 Lavender의 치유력과 통증을 감소시키는 것을 보고 깜짝 놀랐고 정유를 가지고 실험을 계속하여 1차대전시 군 병원에서 향을 사용하였고 후에 Jean Valnet박사에 의해 그 일이 수행되었다.

2차대전까지 Clove, Lemon, Thyme, Chamomile은 천연살균제(소독제), 방부제로 사용하였으며 향을 피워 병실을 소독하였고 수술 및 치과에서 사용하는 기구를 소독하는데 사용하였다. 의사들은 전쟁동안 그 오일을 부패를 방지하기위해 사용하였고 화상을 치료하고 상처를 치유하였다. 그 후 Marguerite Maury여사에 의해 연구가 진전되고 화장품에 도입하여 건강과 미를 결합하는 Aesthetic 분야에 사용하였다.

이와 같이 방향물질이 인류 역사적으로 어떻게 사용되어 왔는지 간단하게 살펴보았지만 그 근본은 인간은 자연과 떨어질 수 없다는데 있다고 볼 수 있으며 현대의학이 많은 발전을 이루고 있으나 어째서 Aromatherapy라는 분야가 차츰 우리 세계에 뿌리내리고 있는가 하는 질문을 던지며 보다 긍정적인 측면에서 방향요법의 미래를 보고 싶다.

제3장 Aromatherapy 오일

 Aromatherapy는 정유(essential oil)를 사용하게 되는데 정유란 식물로부터 물리적인 방법에 의해 얻어진 휘발성 물질을 말하며 증류법에 의해 얻어진 향료나 압착법에 의해 얻어진 오일이 이에 해당된다. 엄밀히 말하면 압착법에 의해 얻어진 오일은 완전하게 휘발된다고 할 수 없으나 정유라고 분류하고 있다. 이와 같이 Aromatherapy에 사용하는 정유는 천연물이기 때문에 그 천연물에 대해서 충분한 지식을 가지고 있지않으면 올바른 사용이 어렵게 된다.

 따라서 이 장에서는 가능한 한 천연물을 올바르게 이해할 수 있도록 돕고자 한다.

1. 식물 분류

 식물분류의 기원은 17~18세기에 Tournefort와 Carl Linnaeus에 의해 시작되었다.

 속(屬 ; Genus)개념을 도입한 사람이 Tournefort이고 속(Genus), 종(種 ; Species), 변종(varieties)의 분류를 만든 사람이 Carl Linnaeus였는데 현재는 식물을 분류하기 위해서는 다음과 같이 분류한다.

 Lavender를 예를 들면

- Kingdom(界) : Plantae
- Division(類) : Tracheophyta
- Subdivion(副類) : Spermatophytina
- Class(綱) : Dicotyledons
- Subclass(副綱) : Asterdae
- Order(目) : Lamiales
- Family(科) : Lamiaceae(동의어 : Labiate)
- Genus(屬) : Lavadula(첫자는 대문자 이태리체)

• Species(種) : angustifolia(첫자는 소문자 이태리체)

　정확히 식물을 알려면 적어도 屬(Genus)과 種(Species)의 이름은 알 필요가 있다. 즉 Lavender의 경우 Lavandula angustifolia로서 표시하여야 한다.
　그러나 이 이하의 수준에서도 여러 가지 종류가 있다. 예를 들면 Subspecies(가끔지역적인 변종을 말한다), Varieties(이하 참조), Forma(다른 속칭을 말한다.), Cultivar(이하 참조), Chemotype와 Hybrid(이하 참조) 등이 있다.
　위와 같이 여러 형태의 식물분류를 할 수 있는데 Aromatherapist들은 때로는 위의 구분을 잘 확인할 필요가 있다.

① Variety : Subspecies와 Forma사이에 속하는 명칭으로 var.을 붙이고 이태리체의 변종 이름을 붙인다. 예를 들면 Bitter Orange의 학명을 위와 같은 분류방법에 의해 표기하면 Ctrus aurantium var. amara와 같이 명명한다.
② Cultivar : 경작된 변종이나 원예경작에서만 알려진 구분으로 선택했거나 경작자의 이름을 인용부호로 사용해서 표시하는 데 이태리체를 사용하지 않는다. 예를 들면 Lavandula angustiforia 'Maillette'와 같이 표기한다.
③ Chemotype : 시각적으로는 똑같은 식물인데 상당히 다른 화학성분을 가진 식물을 표기할 때 사용하며 야생에서 자라는 식물에서 자연적으로 발생하며 약어 ct. 다음으로 성분을 붙여 사용한다. 예를 들면 Thymus vulgaris ct.geraniol, Thymus vulgaris ct.alcohol과 같이 표시한다.
④ Hybrid : 종간의 교배로 인공적이건 자연적이건 모두 Hybrid에 속하는데 X를 붙여 표시한다. 즉 Mentha x piperita는 Mentha spicata와 Mentha aquatica의 교배종을 나타낸다.

(1) 대사(metabolism)

　모든 식물은 하나의 힘찬 화합물 공장이라고 말할 수 있다. 식물은 뿌리를 통해서 물과 mineral을 섭취하고 공기로부터 잎을 통해서 CO_2를 얻어 태양광선으로부터 얻은 에너지를 사용하여 식물이 자라는데 필요한 영양소 6-carbon sugar, glucose를 만든다. 이 과정을 광합성이라고 하고 이 화학변화의 과정에서 나오는 부산물이 산소다.

이 과정은 식물의 생존을 위해서 필수 불가결하기 때문에 1차 대사라고 한다. 2차 대사는 식물의 생명유지에는 꼭 필요하지 않은 alkaloid, glycosides, gum, saponins, steroids, tannins과 정유를 생산하는데, 이 중에서 aromatherapy에 사용하는 물질이 2차 대사산물인 정유이다. 식물체에서 대사변화는 효소로 알려진 단백질의 촉매작용에 의하여 이루어진다. 이 효소들은 특별한 반응에만 작용하는데 사람에게도 마찬가지이다.

화학구조적으로 변화무쌍한 2차 대사산물은 식물에서 어떤 역할과 목적을 가지고 있는지 알려진 바가 매우 적다.

1) 왜 식물은 정유를 가지고 있는가?

2차 대사산물 중의 하나로 생산되는 정유는 왜 존재하는가?

이 의문은 여러 해 동안 토론되어 왔으나 아직 정확한 대답은 얻지 못하고 있다. 아마도 영원히 얻지 못할 것이라는 견해도 있다. 차라리 어떻게 향이 만들어지는가가 훨씬 호소력 있는 질문일 수 있으며 상업적으로도 가치 있는 일일 것이다. 많은 연구노력이 그 정유자체의 성질이나 효과를 조사하기 위해 이루어지고 있으며 정유가 그 식물자체를 위해 할 수 있는 용도가 무엇인가를 조사하기 위해서는 흥미를 잃은 상태라고 할 수 있다.

그러나 그 동안 많은 추측들을 해왔는 데 열거해 보면 다음과 같다.

① 초식동물의 공격을 막기 위해 : mono와 sesquiterpene은 직접적인 구충작용을 하기도 하고 곤충호르몬같이 작용하여 곤충에게 먹히는 것을 방해하기도 한다.

② 곤충으로부터의 공격을 막기 위해 : 그 식물이 곤충에 의해 공격을 받을 때 식물에 있는 정유선(oil gland)의 수가 증가한다는 것이 알려지고 있다.

③ 박테리아 곰팡이 다른 미생물의 공격을 방어하기 위해 : herb의 정유가 항균 항진균 성질이 있다는 실험적 증명이 많다.

④ 수분(수정)작용을 돕기 위해 : 벌이나 나방 등을 유인하여 수분(수정)작용을 돕기 위해서이다.

⑤ 식물 자체에 난 상처를 치유하는데 도움을 주기 위해 그리고 에너지 비축 수단으로 작용하기 위해서이다.

⑥ 어려운 성장조건에서 살아가는데 도움을 주기위해 : 예를 들면 1,8-cineol과 camphor와 같은 타감작용(allelophatic) 물질을 생산하여 다른 식물들이 자라는 것을 방해해서 자신이 자라는 땅을 차지하기 위하여.
⑦ 탈수를 방지하고 정유를 그 식물 주위에 안개처럼 싸서 덥고 건조한 기후에서 어느 정도 보호를 해서 잎으로부터 수분손실을 막는데 도움을 주기 위하여.(잎의 무게의 10%가 오일인 식물중의 하나가 eucalyptus이다.)

(2) 식물분류법에 의한 식물분류

위에서 설명한 분류법을 기준하여 class(綱), order(目), family(科), genus(屬), species(種)에 해당하는 부분만을 aromatherapy에 많이 사용되는 식물을 분류하려고 한다. 그러나 대부분 genus(속)과 species(종)의 이름은 반듯이 아는 것이 필요하리라고 생각된다.

① Gymnosperms(綱) : 솔방울이 달린 식물

  1) Coniferae(目) : 이 목에 해당하는 식물은 침엽 상록수에 속하는 수목 식물이다.

   ㉮ Pinaceae(科)
     가) Pinus(屬)
       • sylvestris(種), pinea(種), pinaster(種)
     나) Cedrus(屬)
       • atlantica(種)
       이 과에 속하는 정유는 코감기 가래와 같은 문제가 있는 호흡기 계통의 질환을 치료하거나 소독효과가 있다.
       • 정유 : pine, fir, cedarwood, spruce 등이 이에 속한다.

   ㉯ Cupressaceae(科)
     가) Juniperus(屬) : 유일하게 berry(장과, 딸기류)를 가지고 있다.
       • virginiana(種), communis(種)

나) Cupressus(屬)

- sempervirens(種)

이 과에 속하는 정유는 이뇨제나 스트레스 상태에서 오는 호흡기 질환에 도움을 주고 피부수렴작용 신경긴장을 완화해 주는 성질을 가지고 있다. 그러나 Juniperus 속은 확장하는 성질이 있고 Cupressus 속은 수축하는 성질을 가지고 있다는 것을 알아야 한다.

- 정유 : cedarleaf, cedarwood(virginiana), cypress, juniper 등이 이에 속한다.

② Angiosperms(綱) : 꽃이 피는 식물

1) Fagales(目) : 낙엽성 떡잎이나 완전한 잎을 가진 관목 나무가 여기에 속하고 대부분의 수목이 이에 속한다.

㉮ Betulaceae(科)

가) Betula(屬)

- lenta(種)

이 과에 속하는 정유는 이뇨제나 정신의 앙양, 정신의 정화, 관절에서의 뇨산의 축적의 제거 통증완화의 성질을 가지고 있다.

- 정유 : birch가 여기에 속한다.

2) Magnoliales(目)

㉮ Myristicaceae(科)

가) Myristica(屬)

- fragras(種)

이 과에 속하는 정유는 과다하게 사용하면 환각상태를 일으키고 몸을 따뜻하게 해주며 각성시켜 주고 좋은 진통제의 역할을 한다.

- 정유 : nutmeg

㉯ Lauraceae(科)

가) Cinnamumum(屬)

- camphora(種), zeylanicum(種)

나) Aniba(屬)

- rosaeodora(種)

이 과에 속하는 정유는 강한 항균작용과 항 virus 작용을 가지며 몸을 따뜻하게 해주거나 강화해주며 정신의 앙양효과를 주며 고농도를 사용시 또는 부적당하게 사용 시 독성이 높다는 것을 알아야 한다.

- 정유 : ravensara, sassafras, camphor, cinamon, bay laurel, litsea cubeba, rosewood

3) Rosales(目)

㉮ Rosaceae(科)

가) Rosa(屬)

- damascena(種), centifolia(種)

이 과에 속하는 정유는 호르몬 불균형에 좋고 방부효과가 높으며 생식기에 좋고 감성적인 증후군 수렴효과 호르몬이나 신경강화 작용을 한다.

- 정유 : rose, bitter almond 등이 여기에 속한다.

4) Geranioles(目)

㉮ Geraniaceae(科)

가) Peragonium(屬)

- graveolens(種)

이 과에 속하는 정유는 정서적인 혼란을 안정시키고 호르몬균형을 유지시켜주며 항염, cooling, 항균, 신경계 회복효과를 가지고 있다.

- 정유 : geranium(650종의 geranium이 있다.)

5) Rutales(目)

㉮ Rutaceae(科)

가) Citrus(屬)

- aurantifolia(種)(lime), aurantium var.amara(種)(bitter orage, neroli, petitgrain), aurantium var.sinensis(種)(sweet orange), bergamia(種)(bergamot), limonum(種)(lemon), paradis(種)(grapefruit), reticulata(種)(mandarine 또는 tangerine)

이 과에 속하는 정유는 해독작용 특히 소화기의 해독작용이 있으며 위액의 흐름이나 장 운동을 자극하는데 도움을 주며 정서상태를 북돋거나 진정시켜주며 냉함을 조절해 준다.

- 정유 : lime, lemon, bergamot, orange, grapfruit, mandarine, neroli, petitgrain 등이 여기에 속한다.

㉯ Burseraceae(科)

가) Boswellia(屬)

- carterii 또는 thurifera(種)

나) Commiphora(屬)

- myrrha(種)

이 과에 속하는 정유는 건전한 호흡기 질환을 진정시켜 주며 기관지를 진정시켜준다. 특히 상처치유에 도움을 주며 강한 소독작용과 진정작용 흉터를 아물게 하고 부드러운 거담제 역할을 한다.

- 정유 : elemi, frankincense, myrrh가 여기에 속한다

6) Myrtiflorae(目)

㉮ Myrtaceae(科) 상록관목 방향성이 있다.

가) Eucalyptus(屬)

- citriodora(種)(500여종이 있다), polybractea(種), radiata(種), globulus(種)

나) Melaleuca(屬)

- alternifolia(種)(100여종이 있다), cajuput(種), virdflora 또는

quinquenervia(種)

다) Myrtus(屬)

- communis(種)

라) Eugenia(屬)

- caryophyllata(種)

이 과에 속하는 정유는 높은 소독작용과 구충제 항균작용 각성 작용이 있고 대부분이 기생충이나 호흡기관에 효과가 우수하며 공기소독에 효과가 우수하며 수렴효과가 좋다.

- 정유 : tea tree, myrtle, clove, cajuput, eucalyptus, bay, niaouli등이 여기에 속한다.

7) Umbelliflorae(目)

㉮ Umbelliferae(科) : Apiaceae

가) Angelica(屬)

- archangelica(種)

나) Petroselinum(屬)

- crispum(種)

다) Daucus(屬)

- carrota(種)

라) Foeniculum(屬)

- vulgare(種)

마) Apium(屬)

- graveolens(種)

바) Ammi(屬)

- visnaga(種)

이 과에 속하는 정유는 소화기계 구풍제 진경제(월경통진정제) 각성제 소화를 돕는데 효과가 있고 ketone이나 phenolic ether가 많이 포함되어 있어 신경독이 있을 수 있다.

- 정유 : dill, celery, fennel, galbanum, coriander, cumin, car away, ammi, angelica, anise, lovage, parsley 등이 여기에 속한다.

8) Oleales(目)

   ㉮ Oleaceae(科)

   　가) Jasminum(屬)
   　　• Officinale(種) 또는 gradiflorum(種)
   　이 과에 속하는 정유는 정서적인 보조역할 긴장해소 역할을 한다.
   　　• 정유 : jasmin이 여기에 속한다.

9) Tubiflorae(目)

   ㉮ Labiatae(科)

   　가) Rosmarinus(屬)
   　　• officinalis(種)
   　나) Lavadula(屬)
   　　• officinalis(種) 또는 angustifolia(種), spica(種), stoechas(種), fragrans(種)
   　다) Thymus(屬)
   　　• vulgaris(種)(300종 이상과 여러 chemotype이 있다.)
   　라) Mentha(屬)
   　　• piperita(種), spicata(種)
   　마) Ocimum(屬)
   　　• bacilicum(種)
   　바) Origanum(屬)
   　　• majorana(種)
   　사) Pogostemum(種)
   　　• patchouli(屬)
   　이 과에 속하는 정유는 여러 형태로 근육통에 도움을 주고 에너지 불균형에 큰 역할을 하며 기관지계통의 병을 치유하는데 살균제 진경제로 사용된다.
- 정유 : hyssop, oregano, thyme, majoram, rosmary, clary sage, patchouli, lavender, melissa, peppermint, pennyroyal, speamint, wild bergamot, basil, lavendin, sage 등이 여기에 속한다.

10) Campanulales(目)

㉮ Compositae(Asteraceae)(目)

가) Anthemus(屬)
- nobilis(種)

나) Matricaria(屬)
- chamomila(種)

다) Achillea(屬)
- millifolium(種)

라) Tagetes(屬)
- glandulifera(種)

이 과에 속하는 정유는 방부 항염효과와 정서적인 혼란과 피부자극을 완화해주며 재생하는데 도움을 준다.
- 정유 : everlasting, roman chamomile, lavender cotton, yarrow, mugwort, tarragon, german chamomile, wild chamomile, tagetes 등이 여기에 속한다.

11) Graminales(目)

㉮ Graminaceae(科)

가) Cymbopogon(屬)
citratus(種)

나) Vetiveria(屬)
zinzanioides(種)

이 과에 속하는 정유는 순환기계에 효과가 있고 항균효과가 있다.
- 정유 : lemongrass, citronella, palmarosa, vetiver 등이 여기에

속한다.

12) Scitamineae(目)

㉮ Zingiberaceae(科)
　가) Zingiber(屬)
　　• officinale(種)
　이 과에 속하는 정유는 몸을 따뜻하게 하거나 진통효과가 좋고 소화촉진에 효과가 있다.
　　• 정유 : ginger, cardamon

13) Piperales(目)

㉮ Piperaceae(科)
　가) Piper(屬)
　　• negrum(種)
　이 과에 속하는 정유는 진통효과가 있고 순환을 돋우고 몸을 따뜻하게 한다.
　　• 정유 : black pepper

14) Santales(目)

㉮ Santalaceae(科)
　가) Santalum(屬)
　　• album(種)
　이 과에 속하는 정유는 신경계를 진정시키거나 균형을 유지시켜주며 점막을 진정시키거나 호르몬 조절을 돕는다.
　　• 정유 : sandalwood 등이 여기에 속한다.

제4장 정유의 화학적 구성

 Aromatherapy를 취급하는 사람들이라면 정유가 어떠한 물질로 구성되어 있으며, 그 성분들의 성질을 이해함으로써 올바르게 아로마테라피를 취급할 수 있으리라 생각된다. 자연에 존재하는 여러 생물체에는 수많은 화합물이 있으나, 대부분이 탄소(C), 산소(O), 수소(H)로 구성되어 있고 정유도 거의 대부분이 탄소, 산소, 수소로 이루어져 있다.
 이들 세 가지 원소가 서로 다른 형태로 결합하여 만들어진 화합물은 각기 다른 성질을 가지게 되는데 이런 화합물들은 앞서서 언급한 바와 같이 서로 다른 식물들에 의해 2차 산물로 만들어지며, 대부분 Terpenoid 화합물과 Phenyl propane 유도체 화합물로 이루어져 있다.

1. Terpenoid 화합물

 Terpenoid 화합물은 탄소수가 10, 15, 20, 30… 개로 구성되어 있는 화합물질을 정의할 때 Terpenoid라고 하는데 그 기본 골격은 탄소수 5개인 Isoprene이라고 하는 물질이 2, 3, 4 …. 개로 이루어져 있다. 이 Isoprene이라는 기본단위는 자연에서 독자로 존재하지 않고 Isopentenyl pyrophosphate라고 하는 화합물로 존재하고 있으며 이 물질이 생물체에서 생화학적인 과정을 거쳐 Terpenoid 화합물이 만들어진다.

 Terpenoid 화합물을 Isoprene 단위로 구분해서 보면 다음과 같다.

형 태	Isoprene 의 수	천연물
Hemiterpenes	1	다른 화합물과 결합되어 존재
Monoterpenes	2	정유, Iridoids
Sesquiterpenes	3	정유, 쓴맛을 내는 원소
Diterpenes	4	정유, 특히 레진, Phytol
비타민 A, gibberelins		
Triterpenes	6	Sterols, Steroids, Saponins
Tetraterpens	8	Carotenoids
Polyterpenes	n	Rubber, gutta

그리고 위의 여러 Terpenoid를 구성하는 Isoprene의 구조는

<chemical structure> 와 같이 되어 있고, 이 Isoprene이 2개 결합하면

<chemical structure> 이나 <chemical structure> 와 같은 형태의 terpene이

되고 이것이 3개, 4가 결합되면 Sesquiterpene, Diterpene이 되며 4개 이상은 분자 무게가 무겁기 때문에 증류할 때 증발할 수가 없기 때문에 유에서는 발견되지 않고 있는데 이것들은 정유에 속하고 있지 않으나 생명에 필요한 중요한 것들이 많다.

이와 같은 기본 구조에 기능기 또는 작용기(functional group)라고 하는 구조 단위가 있는데 이 구조를 가진 화합물에 따라 명명이 달라지며 성질도 다양하게 변할 수 있는데 정유에서 볼 수 있는 기능기에는 다음과 같은 것들이 있다.

<chemical structures: aldehydes, alcohols과 phenols, ketones, esters, ethers, oxides>

지금까지 설명한 정유의 화학구조적인 형태를 바탕으로 각각 가지고 있는 성질을 살펴본다.

2. Monoterpenes

Limonene, pinene, camphene, myrcene 등이 여기에 속하는데 피부나 점막에 대한 자극이 있다는 논란이 있어 왔으나 여러 가지 pine 오일 들의 연구에 의해 방부효과가 있다는 결과를 얻었고 herpes simplex와 다른 virus들에

대한 anti viral 효과로 Aromatherapy에서 Terpene에 대한 관점이 달라지고 있다. Limonene, a-savinene, g-terpinene 모두 anti viral 효과를 가지고 있다.

lemon, orange, bergamot 오일에는 d-Limonene이 많이 포함되어 있고 Black pepper oil에는 pinene과 camphenes 등이 많이 포함되어 있고 pine oil에는 pinenes류가 많이 포함되어 있으며 Turpentine oil에는 pinenes과 limonene이 Nutmeg oil과 Angelica oil에는 pinene류가 많이 포함되어 있다.

3. Sesquiterpenoids

Chamazulene, bisabolol, santalol, zingiberol, carotol, caryophyllene 그리고 farnesol 등이 sesquiterpenoids에 속한다.

지금까지 식물로부터 분리된 sesquiterpenoids는 2000가지가 넘는 데 기본 sesquiterpene류를 30가지로 분류하는데 sesquiterpenoid를 많이 함유한 정유는 대개 뿌리나 나무 또는 compositae과에 속하는 식물을 증류할 때 얻을 수 있다.

Sesquiterpenoid은 그 성질들에 대해 많은 흥미와 연구 대상이 되고 있다. 그 중에서 german chamomile에서 얻을 수 있는 chamazulene, (-)a-bisabolol의 항염작용은 잘 알려져 있고, farnesol은 박테리아 발육저지 작용을 하는 것으로 잘 알려져 있어 건강한 피부에 살고 있는 박테리아를 발육 저지시켜 방취제로 사용되어진다. 또 caryophyllene은 많은 정유에 함유되어 있는 약간의 암의 발생과정을 저지할 수 있는 anti viral 효과와 진정효과를 가지고 있다.

Santalol은 의학교과서에서도 비뇨기 소독제로도 list하고 있으나 항균작용은 확인되고 있지 않은 상태이고 직접 살균작용보다는 몸의 방어기능을 높여서 효과를 나타낸다고 추측하고 있다. 이외에도 건위효과나 구풍효과가 있는 vetiverol이나 vetiverol을 함유한 vetiver, 진정효과와 진경작용이 있는 varerian(쥐오줌풀), 방부효과나 소독제로 사용할 수 있는 Nerolidol이 함유한 Niaouli 등을 들 수 있다.

4. Adehydes

Citral, citronellal, neral, geranial 등은 중요한 aldehyde이며 Monoterpenoid aldehyde는 Melissa, lemongrass, citronella, lemon verbena, eucalyptus citriodora oil 등의 중요한 특징을 나타낸다. 위에 열거한 오일들에 있는 aldehyde 류는 진정효과를 가지고 있고 그 중에서 citral과 citronellal은 저 농도에서는 진정효과가 있으나 농도가 높아지면 효과가 감소한다고 볼 수 있다. lemongrass나 Indian verbena는 희석하지 않으면 심한 자극을 일으킬 수 있다.

Citral은 강한 방부력을 가지고 있다.

5. Ketones

Thujone, pulegone, pinocamphone, carvone은 중요한 ketone이다.

이와 같은 monoterpenoid ketone은 hyssop이나 sage와 같은 상당수의 정유들의 주요특징을 결정짓는다. Ketone을 많이 함유한 정유는 thuja와 pennyroyal이다. Ketone을 함유한 오일들은 점액의 흐름을 원활하게 하거나 증가시키며 세포증강 효과를 가지고 있다. 많은 ketone은 내부적으로 먹을 때 신경독성을 나타내며 그들 중 pennyroyal에 있는 pulegone과 mugwort나 sage officialis, thuja에 있는 thujone은 위험하다.

Ever lasting (Helichrysum italicum)은 상처치유나 조직성장을 자극한다.

6. Esters

Linalylacetate, geranyl acetate, bornylacetate, methyl salicylate은 중요한 ester이다.

이 ester의 특성은 antifungal, 진정효과를 나타내며 중추신경계에 직접 작용하여 진정효과를 주고, 진경작용과 항균효과도 가지고 있다. linalyl acetate를 상당량 함유한 정유는 lavender, petitgrain, bergamot, clary sage, 등을 들 수 있고 geranyl acetate를 함유하고 있는 정유는 geranium oil을 들 수 있는데 antifungal 성질이 상당히 많지만 antibacterial 성질은 높지 않다. inula graveolen은 기관지 candida 증에도 효과가 있는 것으로 알려져 오고 있다.

7. Terpene alcohol

정유 중에 보통 있는 가장 유익한 화합물 중의 몇몇이 monoterpene alcohol이다. 그 중에서 몇몇은 현저한 살균력을 가지고 있고 독성이 거의 없다. 이런 화합물을 많이 가지고 있는 정유는 치료 효과가 있는 skincare 제품에 자주 사용된다. alcohol 들은 향기가 좋고 energizing, 방부효과를 가지고 있고 lavender, geranium, bergamot과 같은 정유를 함유한 skincare 제품은 냄새를 유발시키는 bacteria의 증식을 억제 시키기 때문에 deodorant 효과를 가지고 있다.

Tea tree 오일에 포함되어 있는 Terpinen-4-ol는 우수한 살균력을 가지고 있고 rosewood, coriander, petitgrain 등에 함유되어 있는 linalool은 다른 terpene alcohol에는 없는 진정효과를 보인다.

8. Phenols

Thymol, carvacrol, eugenol 등이 phenol에 속하는데 benzene에 -OH가 결합된 화합물을 말하는데 이런 화합물들은 화학적으로 매우 활성이 강하다. Thymol과 carvacrol과 같은 phenol은 강한 항균력을 가지고 있고 stimulant로서 작용하나 독성이 있기 때문에 주의를 요한다.

Thyme이나 oregano와 같은 정유에서 볼 수 있는 물질이다.

9. Phenylpropanes

Eugenol, cinnamic aldehyde, anethole, methyl carvicol, safrol, miristicin, apiol 등이 Phenylpropane류에 속하는데 phenol성 정유와 같이 강한

항균력을 가지고 있으나 심한 피부반응을 일으킬 수 있기 때문에 주의해야 한다. clove의 주성분인 Eugenol은 항균, 항진균 효과가 있는 이외에 국부 마취효과도 있다. 어떤 암의 과정을 저해시키는 것으로 보고되어 오고 있다. 똑같은 효과가 clove oil의 다른 구성 성분인 caryophyllene에서도 발견되었다. (sesquinterpenoid 참조) Aniseed, basil, tarragon은 cinnamon이나 clove만큼 강하지는 않지만 향기면에서 달콤하다.

basil, aniseed oil의 주성분인 methylchavicol과 anethole은 이유없이 농도를 올렸을 때 부정적인 효과를 줄 수 있다. safrol(sassafras, camphor), myristicin(nutmeg) 그리고 apiol(parsley)과 같은 오일들을 Aromatherapy에서 유용하게 사용할 수 있으나 고농도에서나 오래 사용시 독성을 유발한다. Nutmeg이 환각작용을 일으킬 수 있는 것과 anise 술의 남용으로 잘 알려진 anethole의 향정신성효과는 Phenylpropane 성분들이 농도에 따라 중추신경계와 상호작용을 한다는 것을 말해주고 있다.

10. Oxides

1,8-cineol는 eucalyptol로 더 많이 불리워지고 있는 terpene oxide인데 myrtaceae과 (eucalyptus종, melaleuca종, myrtus종 등) 오일에서 특별히 많이 있는데 이것은 강한 거담효과가 있고 OTC drug에서 많이 사용되고 있다.(otc는 의사의 처방없이 사용할 수 있는 것)

linalool oxide는 Hyssopus officinalis의 변종에서 얻는 오일의 주요 성분인데 Hyssopus officinalis 오일과 비교해서 독성이 적다.

제5장 향의 추출 방법

향의 추출법은 증류법, 압착법 용매추출법으로 대별 할 수 있고 증류법은 수증기증류, 물증류, 물과 수증기를 함께 사용하는 증류, 건증류로 나누고, 압착법은 손을 사용하는 방법과 기계적인 방법이 있으며 용매추출법은 돼지기름이나 쇠기름을 사용하는 Enfleurage, Marceration 법, 휘발성 용매를 사용하는 법, CO_2추출법 등이 있다.

1. 증류법(Distillation)

증류에는 water distillation, steam distillation, water and steam distillation 등이 있다.

식물체에 수증기를 불어 넣어 파괴된 유세포로부터 분리하거나 또는 증기압으로 유리하여 얻는 정유는 수증기와 접촉하고 서로 불용인 양 액 혼합물의 증기압이 각 성분의 분압의 총계압을 표시할 때 수증기를 따라서 증류한다. 증류성분의 비점은 대개 150~300℃ 정도 되는데 수증기 증류법을 이용할 경우 그 성분들은 실제의 비점보다 떨어지는 저온, 수증기온도에서 증류된다. 따라서 향료의 분해나 변질을 막는 것이 가능하다. 이런 증류법을 hydrodistillation 이라고 칭한다. 수증기법은 추출법, 압착법에 비해 대규모로 생산하는데 적합해서 공업적으로 널리 이용된다.

그러나 열에 불안정한 것 혹은 수용성 향료의 생산에는 부적당하다. 화정유는 그 때문에 오로지 추출법에 의해 감귤류는 압착법에 의해 채유되고 있다. 장미수, orange flower 수처럼 수용성 성분을 함유한 것은 그대로 향수나 화장품에 사용하는 경우도 있지만 그 유출액을 다시 증류가마에 되돌려 재증류하여 채유하는 것이 보통이다. 이 조작을 cohobation이라고 부른다.

(1) 물증류(water distillation)

채유원료가 비등수에 직접 접촉하고 있는 형식의 증류법으로 원료는 비중의 대소에 따라 물에 뜨거나 가라 앉는다. 물은 직화증기, 자켓증기, 코일 등으로 가열한다. 이 방법은 식물이 수중에 침적되기 때문에 장미꽃, 오렌지꽃과 같이 증기에 접촉하면 딱딱한 모양으로 되어 채유에 좋지 않게 되는 원료인 경우에 적합하다.

(2) 물 증기 혼합 증류(water and steam distillation)

식물체를 준비된 격자위에 쌓고 격자 밑에서 물을 가열하는 형식으로 이 방법의 특징은 증기가 포화상태에 있어도 과열되지 않고 식물체는 수증기와만 접촉하고 있다는 점이다.

(3) 수증기 증류(steam distillation)

증류가마에 물을 넣지 않고 수증기를 밑에서 직접 불어 넣어 증류하는 형식으로 오늘날 공업적으로 널리 사용하고 있다.

(4) 건증류(Dry distillation, Direct distillation)

채유할 나무줄기 나무 뿌리 등을 미세하게 절단해서 증류가마에 넣고 가열해서 채유하는 방법으로 copaiba, birch tar oil 등의 예가 있고, 식물자체에는 냄새물질이 존재하지 않고 증류하는 과정 중에 향이 생기게 되는데 이때 이 증류를 Destructive Distillation이라 한다.

2. 압착법

감귤류의 과피에 함유한 정유의 채유를 목적으로 행하는 채집법, 과피를 압착시키면 정유와 과즙의 혼합물을 얻게 되는데 Pectin 및 그 외의 성분도 포함되어 있기 때문에 현탁상태로 되어 있다. 방치 후 분액해서 유분을 취하고 과즙은 농축과즙의 제조 또는 구연산제조 원료로 이용된다. 감귤류는 열에 불안정하기 때문에 차게 압착해서 채유한다. 소위 cold press라는 상표로 상품화 된다. 용제나 수증기증류로 얻어지는 정유는 저급품이다. 왜냐하면 본래 향기와 다소 차이가 있기 때문이다.

(1) Eculle 법

Eculle 이라는 기구를 이용하는 방법인데 약 1cm 길이의 침이나 스파이크 모양의 돌출물이 다수 나와 있는 직경 20cm 모양의 금속기구로, Funnel 모양의 중앙에 채유관으로 연결되는 구멍이 나 있어 한 손으로 채유도관을 잡고 한손으로 과피를 침상돌출 부위에 눌러서 회전하면 액이 나오는데 이 도관을 통해 나온 액을 분액해서 채유하는 법이다.

(2) sponge 법

이태리 남부지방에서 행해지는 방법으로 소규모의 가내 공업적 작업이다.

이 방법은 과피를 한손으로 눌러 나오는 정유를 다른손에 쥔 sponge에 흡수시키고 이것을 짜서 나온액을 별도의 용기에 담아 과즙과 정유를 분액해서 채유한다. 착유후의 과피는 역시 약간의 정유가 남아 있기 때문에 수증기증류나 용매 추출해서 2급품의 향을 회수하는데 사용한다.

(3) 기계적 방법

과피를 벗기거나 압착하거나 분액 정제 등의 전과정을 기계적 방법에 의해 행하는 채유법으로 미국 캘리포니아 지방에서는 이 방법으로 채유하고 있다. 또는 포대, 양모제의 포대에 이 과피를 넣고 수압기로 착유하고 원심분리기에 의해 분액하는 약간의 구식방법도 널리 행해지고 있다. 이것은 상온 이하에서 행하도록 권장되고 있다.

3. Extraction

Jasmin, Tuberose, Violet, Hyacinth 등의 화정유는 열에 불안정해서 수증기 증류로는 정유성분이 분해, 중합, 수지화되거나 물에 용해되어 수율이 떨어지므로 Extraction 방법을 사용한다. 이 방법은 휘발성용제와 비휘발성 용제로 나눌 수 있다.

(1) 비휘발성용제 추출법

여기에는 Enfleurage(냉침법)과 Maceration(온침법)이 있는데 똑같이 지방(돈지나 우지)을 이용하는데 상온에서 추출하거나 가온을 하여 추출하는 것이 다르다.

정제된 지방에 꽃을 놓아 두었다면 꽃에서 나온 향이 지방에 흡착되는게 이것을 알코올로 분리 추출하는 방법이다.

① 냉침법(Enfleurage) : 지방에 꽃향을 흡수시켜 향료를 분리하는 방법으로 프랑스지방에서 소규모로 행해지고 있다.

흡수는 높이 5cm 폭 약60cm, 길이 약 50cm의 목제틀의 중앙에 유리판을 끼운 chassis라고 하는 기구를 이용한다. 유리판의 양면에 흡수매체가 되는 지방을 약 1cm 두께로 도포시키고 약 4cm 정도로 사이를 만들어 표면을 넓힌다. 아침 일찍 날이 밝기 전에 따서 수분이나 이물질을 제거한 신선한 꽃을 지방표면에 산포하고 나무틀을 35~40개 정도 쌓아 놓고 일정시간 방치하면(24~72시간) 지방에 향이 완전히 흡수된다. 이때 꽃잎을 제거하는데 이 조작을 Defleurage라고 부른다.

위와 같은 과정을 30~36회 정도 되풀이하면 지방은 화정유로 포화되고 이 포화된 유지를 Pomade(향지)라고 하며 이 향지로부터 고순도 알코올액을 Extrait, Extract, Essence, infusion 등으로 분리하며 이것으로부터 알코올을 제거하여 얻는 것이 absolute of Enfleurage 또는 absolute of pomade라고 불리어진다.

② 온침법(Maceration) : 냉침법과 같은 일종의 흡수법에 지나지 않으나, Rose, Orange flower, acacia, Mimosa 등의 꽃은 꽃을 딴후 곧 생리기능이 없기 때문에 단시간에 추출효율이 좋은 온침법이 사용된다.

이 방법은 따뜻한 지방(60~70℃)에 꽃을 담그어 꽃향을 추출하는데 오래된 꽃은 제거하고 신선한 꽃을 교체하는 작업을 여러 번 반복해서 pomade를 만든다. Extrait를 만드는 방법은 같으나 냉침법에 비해 이취가 강하고 absolute가 산패해서 불쾌취가 나는 경우가 있다.

(2) 휘발성 용제 추출법

이 방법은 꽃을 추출장치에 넣고 여기에 정제된 용제를 넣어 추출하는 방법으로 조작은 상온에서 행하며 석유 Ether를 이용하는 경우가 많다. 추출액은 증발장치에 넣고 저온에서 농축하고 감압해서 용제를 완전히 제거하면 concrete를 얻게 된다. 이것은 약간의 wax, 단백질, 색소 등이 포함되어 있다.

이 concrete를 고농도 alcohol과 함께 24시간 진탕시켜 여과하여 wax 등을 제거해서 absolute flower oil을 얻는다.

(3) 초임계 CO_2 추출법

초임계 CO_2 추출법은 비교적 높은 압력과 저온에서 정유를 추출하는 새로운 방법으로 Aromatherapy 하는 사람에게는 좋은 방법이다.

이 추출법은 밀폐된 용기와 고압에서 CO_2를 액화시켜 향을 추출하기 때문에 향이 변화된다든지 잔유 용매가 남는다든지 하지않고 천연 그대로의 향을 얻을 수 있다. 따라서 천연의 맛과 향을 그대로 갖기 때문에 식향에 적합하며 Aromatherapy와 Fragrance에도 적합하다.

이 방법에는 저압에서 추출하는 선택적추출법(selective extract)와 고압에서 하는 완전추출법(total extract)법이 있는데 선택적 추출법은 액상을 유지하고 증류제품과 유사하나 제품이 우수하고 ambretteseed, frankincense, myrrh, orris root, black current, chamomile 등의 채유시 이용된다.

완전추출법은 높은 압력에서 추출하는데 정유 뿐만이 아니라 유지, wax, 색소 뿐만이 아니라 carotenoid, flavonoids, GLA(gamma linoleic acid) 등이 포함되어 있어 화장품원료, 식품원료를 추출하는데 이용되며 carrot, chamomile, ginger, coriander, juniper, lovage, rosemary, vanilla 등을 추출할 때 이용된다.

4. aromatic hydrosol

수증기증류를 할 때 정유와 같이 증발된 수증기가 냉각기를 통해 냉각되면 향과 응축된 물이 나오고 이 응축된 물을 증류 탱크에 보내서 증류를 하는 것을 cohobation이라고 하는데 이렇게 하여 얻어진 응축수에는 물에 용해되는 정유들이 녹아 있는데 이런 물을 aromatic hydrosol이라고 하며, 이것에는 정유에는 없는 carboxylic acid가 상당히 많이 포함되어 있어 진정효과가 있고, 또 이 hydrosol에는 terpene alcohol류와 sesquiterpene alcohol이 포함되어 있어 terpene hydrocarbon이 가지고 있는 자극이 없어 유용하게 사용할 수 있다. myrtus monnunis, hypericum perforatum과 anthemis nobilis의 hydrosol은 부드러운 항균효과가 있어 전염병예방이나 항 알러지 눈병에 사용될 수 있다.

대부분의 hydrosol은 진정효과와 항염효과, 항균효과를 가지고 있다.

(1) 정유의 섞음질(Adulteration of Essential oils)와 품질관리 및 품질확인

① 정유의 섞음질

여러 형태로 정유의 양을 부풀리기 위해 처리하는 데 이것을 adulteration이라고 하며 다음과 같은 방법을 이용한다.

㉮ 정유의 양을 늘리기 위해 alcohol을 부가시킨다.

㉯ 다른 정유로부터 얻은 화학성분을 부가시킨다. 예를 들면 lemon이나 orange로부터 얻은 Terpene을 섞는다.

㉰ 싼 오일을 부가시키거나 여러 가지 정유를 섞어 더 비싼 오일을 만드는데 장미유를 만들기 위해 geranium oil을 사용하는 것이 그 예라 할 수 있다.

㉱ 완전히 조합된 것들이 천연물로 시장에 판매될 수 있다

㉲ 싼 오일이 대체되어 사용될 수 있다. 예를 들면 라벤더 대신에 Lavandin을 유통시킬 수 있다.

㉳ 경우에 따라서는 vegetable oil을 섞을 수도 있다.

② 품질 관리

Aromatherapy에 있어서는 순수한 천연정유를 중요시하는데 이를 확인하고 관리하는 것이 매우 어려운 것이 사실이다.

그러나 위에서 언급한 바와 같이 여러 가지 방법으로 그 질을 떨어뜨리고 있는 것이 사실이기 때문에 이를 확인, 관리할 필요가 있는데 다음과 같은 점을 명심해야 할 것이다.

㉮ 정유의 origin name을 확인해야 한다. 즉 속, 종명을 확인해야 한다.

㉯ 가능하면 생산지를 확인하고

㉰ 생산 방법을 설명할 수 있는 회사를 찾고

㉱ 용기 자체에서의 변질을 막기 위해 공기와 접촉이 최소화 할 수 있는 뚜껑 즉 Dropper가 있으면 좋다.

㉲ 용기는 갈색 내지 불투명 유리병이나 aluminum 용기이어야 자외선에 의한 향의 변질을 방지할 수 있다.

㉳ 정유의 공급자가 Aromatherapy를 실시하는 공급자이면 더욱 좋다.

③ 품질 확인

향료를 확인하는 방법에는 여러가지 방법이 있는 데 이를 열거하면

㉮ 외관 : 액상이냐, 고상이냐, 색깔이 있느냐 없느냐, 이물질이 있느냐 없느냐, 등의 외적 상태를 확인한다.

㉯ 냄새 및 맛의 평가 : 향의 평가 중 가장 중요한 항목으로 시험하는 일반적 방법은 향을 직접 또는 손등에 발라 냄새를 맡거나 blotter (또는 smelling slip, smelling strip)라고 하는 종이에 묻혀서 비교하는 방법을 사용하는데 오랜 시간과 경험을 요하는 방법이다.

㉰ 용해도 : Terpene이나 레진은 정유의 섞음질에 사용되는데 이런 것들은 희석된 알코올에는 용해도가 좋지 않다. 따라서 제품에서 현탁 된다든지 침전을 유발할 수 있기 때문에 비교 확인 할 수 있고 순수한 물에 몇 방울 떨어트릴 경우 현탁 된다든지 용해되는 것을 확

인하여 유화제가 들어 있거나 재정류(Rectification)하였다고 할 수 있다.
㉕ 비중 : 매우 중요하며 거의 모든 물질에 이용되는 사항인데, 비중은 같은 온도에서 물과의 비를 의미하며, 여러 가지 편리한 비중계가 있어 측정에 사용된다.
㉕ 굴절율 : 빛의 후사각의 sine 값과 어떤 물질을 통과한 빛의 굴절각의 sine 값과의 비를 굴절률이라고 하는데, 이 역시 간단한 굴절계를 사용하여 측정할 수 있다.
㉕ 감각적인 확인 방법 중의 하나는 손가락에 향을 묻혀서 비벼보고 다른 하나는 carrier 오일을 묻혀서 비교해서 점도를 비교하면 carrier 오일을 섞었는지를 알 수 있는데 점도가 있는 향은 비교할 수 없다.
㉕ 기계적 방법 : Gas chromatography를 이용하는 방법으로 기술을 요하는 방법이기 때문에 일반 사람들이 하기에 힘드나 전문 기관에 의뢰할 수 밖에 없다.

이 방법은 휘발성 물질을 고분자액체와 gas(carrier gas) 사이의 분배를 이용해서 향기성분을 분리하고, 검출기로 chromatogram이라는 결과를 얻어 비교하는 방법이다.

이 외에도 GLC, TLC, IR, UV, NMR, MS 등과 같은 기계적 방법이 있다.

제6장 정유의 각론

1. Angelica

(1) 과 명 : Umbelliferae(Apiaceae과)

(2) 학 명 : angelica archangelica

(3) 추출부위 : 뿌리와 근경, 씨앗에서 수증기 증류해서 얻는다

(4) 오일의 색 : 무색 또는 담황색

(5) 산지 : 유럽 및 시베리아가 원산. 벨기에, 헝가리, 독일에서 경작한다

(6) 주성분 : phellandrene, osthenol, osthol, angelicin, pinene, limonene, linalool, bergaptene

(7) 민속 유래 : 고대부터 그 가치를 인정받아 왔으며 심장을 강하게 하고 순환계, 면역계를 활발하게 한다. 이것은 유럽에서는 수세기 동안 호흡기병, 기침, 감기, 소화불량, 풍(wind)을 치료하거나, 식욕을 북돋는데 사용되었다. 비뇨기계의 방부제로서 방광염에 도움을 주고 류마티스성 염증에도 사용된다. 중국에서는 10여종의 Angelica가 이용되는데 다산을 위해 잘 알려져 있고 정신을 강하게 하거나 여성병을 치료하는데 도움이 된다. 영국에서는 맥박 부족에 관계된 기관지염을 위해 지금도 사용되며, candy로 만든 줄기가 프랑스와 스페인에서 유행되고 있다.

(8) 주요 치료성질
  ① 순환기계 : 림프 순환을 활발하게 하고, 자연적인 면역반응을 돕는다.
  ② 소화기계 : 소화관을 활발하게 하고, 소화불량이나 변비에 좋고, 결장이나 헛배 부른 것을 씻어주며, 메스꺼움을 느낄 때 도움이 된다.
  ③ 내분비계 : 월경조절이나 여성호르몬(estrogen) 생산에 도움을 준다.

④ 근육계 : 관절염, 류마티스염에 사용되며 요산 및 풍(gout)을 제거하는 것을 활발하게 한다.
⑤ 신경계 : 신경계를 강하게 하고 불화나 긴장된 신경, 흥분 잘하는 것을 치료해 준다.
⑥ 호흡기계 : 거담제 효과가 있고 기관지염 특히 만성적인 늑막염에 보조제로 좋고, 담배 피는 사람의 냄새감각을 회복시켜 주며 걱정으로 인한 천식에 적합할 수 있다.
⑦ 생식기계 : 장미유와 함께 남녀 다산에 도움이 된다고 여겨져 왔다.
⑧ 피부 : 국부 순환을 활발하게 하고, 여드름이나 피부염과 같은 염증증상을 위해 유용하고 해독시켜주는 효과가 있다.
⑨ 정신계 : 신경적인 소인(素因)을 위해서나 약한 신경을 강하게 하거나 튼튼하게 하는데 도움을 준다.

(9) 주 의

과도하게 사용하면 불면증이 올 수 있고 furo-coumarine이 함유되어 있어 광독성을 일으킬 수 있으며 임산부에게는 피하여야 한다.

2. Aniseed

(1) 과 명 : Umbelliferae(Apiaceae과)

(2) 학 명 : Pimpinella anisum

(3) 추출부위 : 씨를 말려 수증기 증류해서 얻는다.

(4) 오일의 색 : 무색 또는 담황색

(5) 산지 : 그리스와 이집트 원산으로 지금은 인도, 중국에서 주로 재배되며 멕시코와 스페인에서도 재배된다.

(6) 주성분 : trans-anethole(75~90%)

(7) 민속 유래 : 가정에서 양념류로 널리 사용되며 휘발성오일은 의약적인 응

용에 사용된다. 마른 과민성 기침, 기관지염, 백일해 등에 이용되며 씨는 담배를 제조할 때 사용된다. aniseed 차는 유아용 코감기와 헛배부름, 복통, 쥐어짜는 통증에 사용하며 젖을 증진하는데 사용되며 통증있는 월경시에 사용된다.

(8) 주요 치료성질
 ① 소화기계 : 소화불량, 구토나 구토증세를 진정시키며, 장의 활동을 활발하게 한다.
 ② 비뇨기계 : 결뇨증에 사용된다.
 ③ 순환기계 : 심장의 피로에 활성을 주며 순환기계와 기도(氣道)에 대하여 강장 역할을 한다.
 ④ 호흡기계 : 천식, 호흡곤란, 감기에도 사용된다.
 ⑤ 생식기계 : 성적 무기력에 도움이 되며, estrogen과 같은 효과를 주는 anethole 때문에 생식기계의 기능을 조정하여 월경통을 완화하고 분만을 촉진하며 모유를 증진시킨다.
 ⑥ 신경기계 : 두통이나 술에 취해 고생하는 사람에게도 효과가 있다.
 ⑦ 피부 : 개선의 원인이 되는 균이나 감염성의 피부질환을 치료하는 효과가 있다.

(9) 주 의
 피부감작이 생길 우려가 있고 순환기 장해와 뇌출혈 가능성이 있고 임산부에게는 피하여야 한다.

3. Basil

(1) 과 명 : Labiate

(2) 학 명 : Ouimum basilicum

(3) 추출부위 : 꽃핀 식물을 증류해서 얻는다.

(4) 오일의 색 : 무색 투명

(5) 산지 : 열대아시아와 아프리카산으로 지금은 유럽전역 특히 지중해지역과 태평양섬, 북미에서도 경작된다. 프랑스, 이태리, 이집트, 불가리아, 헝가리, 미국에서 true sweet basil oil이 생산된다.

(6) 주성분 : Linalool(40~45%), Methychavicol(23.8%), Eugenol, limonene, citronellol

(7) 민속 유래 : Ayurvedic 전통약에서는 tulsi라고 불리고 있고, 많이 사용되었다. 기관지염, 기침, 감기, 천식, 결핵, 기종과 같은 호흡기 질환에 사용되었고, 독곤충, 뱀에 물린 곳에 해독제로 사용되었다. 유행성 열병, 예를 들면 말라리아등에 사용되어 왔다. 피순환을 증진하고 소화기계를 증진하여 중국에서는 위장이나 신장병에 사용되었다. 서구에서는 cooling herb로 생각되어 류마티스통증, 자극될 수 있는 피부에 사용되며 신경성인자의 병에 사용한다. 이태리와 프랑스에서는 식용 herb로 많이 이용된다.

(8) 주요 치료성질
① 순환기계 : 순환기 활성, 해독, 몸을 따뜻하게 한다.
② 소화기계 : 결장을 해독시키거나 깨끗하게 해주며 구토증상을 완화해 준다.
③ 내분비계 : 월경을 조절한다.
④ 근육계 : 요산을 제거하도록 돕고 근육피로나 근육경련에 좋다.
⑤ 신경계 : 마음을 깨끗하게 해주며, 근심과 과도한 생각을 진정시킨다.
⑥ 호흡기계 : 호흡기를 따뜻하게 하거나 거담효과가 있고 기관지염, 천식, 기종, 독감, 카타르성 질환에 대해 유용하며 감기나 독감후에 냄새 감각의 회복에 도움을 준다.
⑦ 생식기계 : 우유생산 증가, 충혈을 치료한다.
⑧ 피부 : 국부순환을 활성화시키고 담배피는 사람의 피부에 좋고, 창백한 안색, 충혈된 피부에 좋다.
⑨ 정신계 : 정신이상, 집중력을 높이며, 과도한 생각, 반복적인 생각을 진정시킨다.

(9) 주 의

민감성 피부에 자극이 있을 수 있고 사용전에 저농도에서 사용하고 임신기간에는 피하여야 한다.

4. Bay(west Indian bay) 또는 Bay leaf

(1) 과 명 : Myrtaceae

(2) 학 명 : Pimenta racemosa

(3) 추출부위 : 잎으로부터 증류해서 얻는다.

(4) 오일의 색 : 황색-암갈색

(5) 산지 : 서인도제도가 원산이고, 도미니카, 프에르토리코에서 생산된다.

(6) 주성분 : Eugenol(56%이하), myrcene, chavicol, linalool, methyl Eugenol, limonene 등

(7) 민속 유래 : 이 나무는 자주 allspice나 pimento 숲에서 함께 자란다. 양쪽 과일을 말려서 가정용 양념을 위해 가루로 만들어진다. 소위 bay rum tree라고 불리기도 하는 이 나무는 유명한 hair Tonic 효과를 가지고 있고 greasy 한 모발을 가진 사람에게 유용하며 그들의 머리털을 control 하기 위해 두피를 자극하는 알코올성 lotion에 이용된다.

(8) 주요 치료성질
  ① 피부 : 두피 자극제, hair growth 증진, greasy hair에 효과가 있음
  ② 순환기계 : 순환을 활성화한다.
  ③ 근육계 및 관절 : 류마티스, 뻰데, 신경통, 관절통에 좋다.

(9) 주 의

Eugenol 때문에 약간의 독성이 있고, 점막 자극이 있다.

5. Bergamot

(1) 과 명 : Rutaceae

(2) 학 명 : Citrus bergamia

(3) 추출부위 : 과피를 압착법에 의해 얻는다.

(4) 오일의 색 : 녹색 또는 황녹색

(5) 산지 : 아시아 열대지방이 원산이고 남부 이태리 calabria에서 주로 재배되고 Ivory coast에서 상업적으로 재배된다.

(6) 주성분 : Linalylacetate, linalool, a, β-pinene, limonene, Bergaptene, Bergamottin, Limettin, citropten, citral 등

(7) 민속 유래 : 이 이름은 이 오일이 처음 팔린 곳인 lombardy에 있는 Bergamot라는 이태리 도시에서부터 유래되었다. 이 오일은 이태리 민간약으로 오랫동안 사용되어 왔는데 주로 열병(말라리아포함), 기생충병에 사용되었다. 최근 이태리에서의 연구에 의하면 구강, 피부, 호흡기병, 비뇨기관 전염병 등 광범위하게 이용될 수 있다는 것을 보여 주었다.

(8) 주요 치료성질
   ① 소화기계 : 소화불량, 복통, 헛배부른데, 고통을 수반한 소화에 도움을 준다.
   ② 신경계 : 진정효과, 걱정 상태에 유용하다
   ③ 호흡기계 : 방부효과를 가지고 있어 호흡기계 전염병인 기관지염에 효과가 있다.
   ④ 피부 : 여드름, 건선, 습진, 지성피부를 치료할 수 있다.
   ⑤ 비뇨기계 : 방광염, 요도염, 등의 염을 치료할 수 있다.
   ⑥ 정신계통 : 정신계를 앙양시켜 우울증을 해소시킨다.

(9) 주 의
   Furo-coumarine이 함유되어 광 노출 시 광독성을 일으킨다.

6. Birch(white Birch) : 자작나무

(1) 과 명 : Betulaceae

(2) 학 명 : Betua alba

(3) 추출부위 : Bark, bud, 잎, 가지 등을 증류해서 얻는데 bark oil, bud oil, tar oil로 나눈다.

(4) 오일의 색
  1) bark oil : 무색-연황색
  2) bud oil : 연황색
  3) tar oil : 흑갈색

(5) 산지 : 지구의 북반구가 원산이고 러시아, 독일, 동유럽, 스웨덴, 판란드, 발틱해안, 중국북부, 캐나다, 일본, 한국에서 나온다.

(6) 주성분
  ① bark oil : methyl salicylate(99%)
  ② bud oil : betulene, Betulinol, Betalenene,
  ③ tar oil : Guaiacol, cresol, pyrocatechol, Betulin

(7) 민속 유래 : Bud는 두발제품에 Tonic 효과를 주기위해 이용 되어졌고, 유럽에서는, 만성 피부질환에 사용되고 있다. 특히 건선, 습진 등에 유용하다 스칸디나비아에서는 어린잎과 가지는 피부를 부드럽고 순환을 증진하기 위해 사우나에서 사용된다. 수액은 강장제로 마시거나 가볍게 바른다. bud, 잎, 수피는 류마티스, 관절염에 사용한다. 특히 신장기능에 보조가 필요한때, 수종, 비뇨기병, 결석 등에 사용한다.

(8) 주요 치료성질
  ① 순환기계 : 피를 해독하거나 해독을 시키기 위해 땀샘을 활성화시키고 일반적인 순환을 증진시킨다.
  ② 근육 관절 : 요산축적을 제거하고, 관절염, 근육통을 완화 해주고 류마

티스나 통증을 완화시켜준다.

③ 비뇨기계 : 결석을 녹이며, 뇨의 흐름을 증가시키고, 신장의 배설물을 깨끗이 해주며, 방광염을 깨끗이 해준다.

④ 정신계 : 정신적인 앙양, 신선하게 해주며, 활력을 준다.

(9) 주 의
민감한 피부에 자극을 줄 수 있다.

7. Black pepper

(1) 과 명 : Piperaceae

(2) 학 명 : Piper nigrum

(3) 추출부위 : 열매를 말려 가루로 만든 다음 증류해서 얻는다.

(4) 오일의 색 : 연황색

(5) 산지 : 인도 동서부가 원산이고 열대지방에서 널리 재배된다. 주산지는 인도, 인도네시아, 말레이시아, 중국 마다카스카르이고, 오일은 미국과 유럽에서 증류된다.

(6) 주성분 : α,β-pinene, dipentene, piperonal, dihydrocarveol, β-caryophyllene 등

(7) 민속 유래 : black과 white 모두 4000년 이상 동양에서 의약적으로나 주방에서 사용되어 왔다. 중국에서는 white pepper는 말라리아, 콜레라, 이질, 설사, 복통, 다른 소화성 질환을 치료하기 위해 사용된다. 그리스에서는 간헐열이나 위를 건강하게 하기 위해 사용된다. 인도에서는 탁발하는 스님들은 매일 상당히 떨어진 거리를 맨발로 여행하는데 매일 7~9개의 후추씨를 먹는다. 이것이 그들에게 현저한 인내를 준다.

(8) 주요 치료성질
① 순환기계 : 순탄치 못한 순환, 동상, 피로, 감기에 민감할 때 도움이 된다.

② 소화기계 : 음식을 소화하기 위한 타액의 흐름을 활발하게 하고 소화불량을 활성화하는데 좋고, 연동운동을 활발하게 하고 헛배부르거나, 결장 활력을 돕는다.

③ 근육계 : 근육을 튼튼하게 하고, 근육의 수축을 활발하게 하고 순환을 활발하게 하여 요산의 배출을 증가시키고, 운동 후 근육통에 도움된다.

④ 호흡기계 : Eucalyptus와 같이 감기가 걸렸을 때 거담효과를 준다.

⑤ 비뇨기계 : 요산이나 신장기능을 증진한다.

⑥ 정신계 : 활력을 주고 피곤한 사람에게 정력을 준다.

(9) 주 의

민감성 피부에 자극을 줄 수 있다.

8. Cajuput

(1) 과 명 : Myrtaceae

(2) 학 명 : Melaleuca cajeputi 또는 M.minor.

(3) 추출부위 : 신선한 잎과 가지를 수증기 증류해서 얻는다.

(4) 오일의 색 : 무색 또는 연황색

(5) 산지 : 말레이시아, 인도네시아, 필리핀, 베트남, 쟈바, 오스트랄리아, 남동 아시아에서 야생한다.

(6) 주성분 : cineol (14~65%), Terpineol, Terpinylacetate, pinene, nerolidol 등

(7) 민속 유래 : 동양에서는 많은 관심이 있었던 것으로 지역적으로 감기, 두통, 목병, 치통, 근육통, 근육쑤심, 열병(콜레라), 류마티스, 여러 가지 피부병에 사용된다. 서양에서는 몸을 따뜻하게 해주고, 맥박을 북돋운다고 알려졌으며, 이것은 만성 후두염, 기관지염, 방광염, 류마티스에 사용되고

회충을 몰아내는데 사용된다.

(8) 주요 치료성질
  ① 소화기계 : 장의 기생충과 설사병 치료에 효과가 좋다. 염증을 진정시키고, 기생충을 제거하는데 다른 정유와 같이 작용한다.
  ② 내분비기계 : 월경을 조절하는데 도움이 될 수도 있다.
  ③ 근육계 : 근육통이나 근육의 굳음에 사용한다.
  ④ 호흡기계 : 천식, 카타르, 기관지염, 진경작용, 기침, 정맥두염, 목 아픈데 특히 감염되었을 때, 과도한 점액이 나올 때 열을 낮춘다.
  ⑤ 피부 : 지성 피부에 효과가 탁월하고, 깊은 여드름에, 여드름피부에 좋다. 건선에도 좋다.
  ⑥ 비뇨기계 : 비뇨기계의 감염에 좋다. 방광염, 요도염에 좋다.
  ⑦ 정신계 : 활력을 주며, 머리를 맑게 해준다.

(9) 주 의
  민감성 피부에 자극을 줄 수 있다.

9. Cardamon

(1) 과 명 : Zingeberaceae

(2) 학 명 : Elettaria cardamumum

(3) 추출부위 : 말린 씨로부터 수증기 증류해서 얻어진다.

(4) 오일의 색 : 무색 또는 담황색

(5) 산지 : 열대아시아 원산으로 남인도가 그 대표적이고 인도, 스리랑카, 라오스, 과테말라, 엘살바도르에서 경작된다.

(6) 주성분 : Terpenylacetate, cineol, limonene, sabinene, linalool, linalyl acetate, pinene, zingiberone 등

(7) 민속 유래 : 가정에서 주방 양념으로 널리 사용되며, 특히 인도, 유럽, 라틴 아메리카 중동국가에서 사용된다. 중국과 인도에서 3000년 이상 전통약으로 사용되어 왔다. 특히 폐질환, 열병, 소화, 비뇨기 질환에 사용되었다. 히포크라테스는 좌골신경통, 기침, 복통, 경련, 신경질환, 뇨폐, 독있는 생물에 물렸을 때 이것을 추천하였고, 영국 생약에서는 헛배부른 소화불량에 통용된다.

(8) 주요 치료성질
① 순환기계 : 일반적인 순환을 활성화 하고, 피를 해독한다.
② 소화기계 : laxative 효과는 변비에 좋고, 과도한 gas, 복통에 좋고, 정서적이나 신경혼란에서 오는 위의 탈은 진정시키고, 타액을 증가시키며, 구토를 진정시키고, 대장을 깨끗이 해 준다.
③ 근육계 : 근육통을 완화해 준다.
④ 신경계 : 발작 때문에 생기는 기능저하나 상실을 치료하는데 좋다.
⑤ 호흡기계 : Eucalyptus 보조오일, 기관지, 감기, 점액건조를 푸는데 좋다.
⑥ 생식기계 : 무기력과 불감증과 같은 성적질환에 좋다.
⑦ 비뇨기계 : 비뇨기관의 감염에 좋다.

(9) 주 의
민감성 피부에 자극을 줄 수 있다.

10. Caraway

(1) 과 명 : Umbelliferae(Apiaceae)

(2) 학 명 : Carum carvi

(3) 추출부위 : 말린씨 또는 열매로부터 수증기 증류에 의해 얻어진다.

(4) 오일의 색 : Crude 오일은 황색~갈색 재증류유는 무색~담황색

(5) 산지 : 유럽 및 서부 아시아가 주산지이고 북미에 이식되었으며, 현재는 독일, 네덜란드, 스칸디나비아, 러시아에서 재배된다.

(6) 주성분 : Carvone(50~60%), limonene(40%), carveol, dihydrocarveol, dihydrocarvone, pinene, phellandrene 등

(7) 민속 유래 : 가정에서 빵, 케익, 치즈 등에 양념으로 널리 이용되고 전통적으로 소화불량, 장복통, 월경통, 식욕부진, 후두염, 기관지염의 치료제로 이용되었다. 젖 분비를 촉진하고 어린이들의 배알이에 특히 좋은 것으로 알려져 있다.

(8) 주요 치료성질
  ① 호흡기계 : 기관지염, 기침, 후두염에 효과가 있다
  ② 소화기계 : 소화불량, 복통, 헛배부른데, 신경성 소화불량
  ③ 면역계 : 감기
  ④ 내분비계 : 우유 분비 증진

(9) 주 의
농도가 높으면 피부자극이 올 수 있다.

11. Carrotseed

(1) 과 명 : Umbelliferae(Apiaceae)

(2) 학 명 : Daucus carota

(3) 추출부위 : 말린 씨앗으로부터 수증기 증류해서 얻는다.

(4) 오일의 색 : 황색~황갈색

(5) 산지 : 유럽, 아시아, 북아프리카가 원산이고, 북미에 이주되었고, 오일은 프랑스에서 주로 생산된다.

(6) 주성분 : pinene, carotol, daucol, limonene, bisabolen, elemene, gera

niol, geranylacetate, caryophyllene 등

(7) 민속 유래 : carrot은 높은 영양분을 가진 식물로 비타민 A, C, B, B_2가 상당히 많이 포함되어 있다. 뿌리는 간, 쓸개에 대한 강장작용을 가지고 있고 황달과 다른 병의 치료에 좋다. 씨는 오줌, 복통, 신장, 소화성 질병과 월경증진을 위해 사용된다. 중국에서는 이질, 기생충 구제에 사용되고 마른 잎은 결석, 통풍, 방광염, 요산요증에 사용된다.

(8) 주요 치료성질
- 피부 : 피부염, 습진 건성, 피부 활성, skintonic, 곪는 질환, 주름 등에 사용된다.
- 순환기계 및 근육관절 : 해독, 관절염, 풍, 부종, 류마티스 등에 사용
- 소화기계 : 빈혈, 식욕감퇴, 복통, 소화불량, 간울혈 등에 사용한다.
- 생식기 및 내분비계 : 월경 불순, 월경 감퇴, 월경전후 증후군 등에 이용된다.

12. Atlas cedarwood

(1) 과 명 : Pinaceae

(2) 학 명 : Cedrus atlantica

(3) 추출부위 : 나무 그루터기, 톱밥 등을 수증기 증류하여 얻는다.

(4) 오일의 색 : 황색~황갈색

(5) 산지 : 알제리아의 atlas 산맥이 원산이고 향은 주로 모로코에서 생산된다.

(6) 주성분 : atlantone, caryophyllene, cedrol, cadinene

(7) 민속 유래 : 레바논 cedarwood 오일이 처음으로 추출된 것이었다. Elemi 와 같이 시체 방부목적으로 고대 이집트 사람들에 의해 사용되어 졌고 화장품에서 향수에 이용되었다. 오일은 수세기 동안 사용된 유명한 해독제인

Mithridat의 성분중의 하나였다. 레바논 cedarwood는 건축재로서 훌륭하였다. 이 냄새는 개미, 나방, 다른 해충을 구충하는 성질을 atlas cedarwood와 같이 가지고 있다(Lebanon cedar의 학명은 C.libani). 전통적으로 동양에서는 기관지 요도관 전염병에 사용되었고, 방부제, incense로서 사용되었다. 티베트에서는 지금도 incense로 이용되며 전통적인 약으로 이용된다.

(8) 주요 치료성질
 ① 피부 : 여드름, 비듬, 피부염, 습진, 곰팡이 질환, 지성피부, 탈모, 피부, 부스럼, 종기 등에 사용된다.
 ② 호흡기계 : 기관지염, 카타르, 기침 등에 사용된다.
 ③ 비뇨기계 : 방광염, 소양증 등에 효과가 있다.
 ④ 신경계 : 긴장된 신경, 스트레스 관련된 질환에 사용된다.

(9) 주 의
 임신 시 사용을 피하는 것이 좋다.

13. Virginiana cedarwood

(1) 과 명 : Curpressaceae

(2) 학 명 : Juniperus Virginiana

(3) 추출부위 : 목재 찌꺼기, 톱밥, 대패밥을 수증기 증류해서 얻는다.

(4) 오일의 색 : 담황색~황색

(5) 산지 : 북미 원산, 특히 록키산맥의 동부지역

(6) 주성분 : Cedrene(80%이하), cedrol, cedrenol

(7) 민속 유래 : 미국 원주민은 이것을 호흡기 병에 사용하였으며, 특히 과도한 코감기를 포함한 질환에 사용하였다. 잎이나 껍질, 가지, 과일을 침적해서 여러 가지 병을 치료하는데 사용되어졌다. 예를 들면 월경주기 늦혀짐,

류마티스, 관절염, 피부 뾰루지, 성기에 뾰루지, 임질, 신우염, 신장병 등에 사용되었다. 이것은 곤충과 해충(빈대, 이, 바퀴, 파리, 모기 따위)의 구충제로서 탁월하며 한때는 citronella와 함께 상품화된 살충제였다.

(8) 주요 치료성질
   ① 호흡기계 : 건조한 성질이 있어 기관지염 또는 과도한 점액이 기관지로부터 나올 때 좋은 효과가 있고, 기침을 완화 시켜줄 수 있고 Eucalyptus나 Ravensara유의 좋은 보조 정유이다.
   ② 피부 : 수렴작용이 있어 지성피부에 좋다. 특히 여드름피부의 삼출성 습진에 사용되며, 피부를 부드럽게 한다.
   ③ 비뇨기계 : 신장을 강화시키고 비뇨기계 염증이나, 방광염에 사용된다.
   ④ 신경계 : 긴장된 신경이나 스트레스관련 질환에 좋고 정신을 앙양시키고 걱정이나 스트레스를 진정시킨다.

14. Celery seed

(1) 과 명 : Umbelliferae

(2) 학 명 : Apium graveorens

(3) 추출부위 : 씨를 갈아 증류해서 얻는다

(4) 오일의 색 : 황색

(5) 산지 : 유럽이 원산지이고, 오일은 인도, 네덜란드, 중국, 헝가리, 미국에서 생산된다.

(6) 주성분 : limonene, apiol, selinene, santalol, sedanolide 등

(7) 민속 유래 : 이 씨는 널리 이용되는 스파이스 이며 방광, 신장병, 소화이상 월경불순에 사용된다. 잎은 피부병에 이용된다. 이것은 요산을 제거하는데 좋고, 통풍이나 신경통, 류마티스성 관절염에 사용된다. 간을 재생시키는 효과를 가지고 있는 것으로 알려져있고 최근 영국의 생약에서는 류마티스

성 관절염에 이용된다.

(8) 주요 치료성질
- 일반적으로 부종에 사용된다.
- 소화기계 : 과도한 gas를 제거하는데 도움이 된다.
- 근육관절 : 관절에 쌓여 있는 요산을 녹여내는데 도움이 된다. 관절염, 류마티스 관절염에 사용되며 운동 후 근육통에 도움이 된다.
- 생식기계 : 체음작용이 있다고 많은 사람들이 생각한다.
- 호흡기계 : 기관지염이나 호흡기계에 염증을 나타내는 증상에 보조 정유로 사용될 수 있다.
- 피부 : 부종에 유용하다.
- 비뇨기계 : 강한 이뇨 작용, 해독작용이 있다.
- 정신계 : 중추신경계를 진정 시켜준다.

15. German chamomile(blue chamomile)

(1) 과 명 : Compositae

(2) 학 명 : Matricaria chamomilla

(2) 추출부위 : 꽃핀 윗부분을 수증기 증류해서 얻는다.

(3) 오일의 색 : 파란 잉크색

(4) 산지 : 유럽과 북서아시아가 원산이며 북미, 호주에 이식되어 널리 경작되며 특히 헝가리, 동유럽에서 재배되며 오일도 생산되고, 독일에서는 독일이라는 이름과는 달리 더 이상 재배되지 않는다.

(5) 주성분 : chamazulene, farnesene, bisabolol, furfural 등. chamazulene은 증류과정에서 Matricin이 변해서 생긴 성분이다.

(6) 민속 유래 : 이 허브는 오랜 전통을 가진 의약이다. 특히 유럽에서는 모든 상태의 긴장과 장내증상, 예를 들면 신경성 소화불량, 신경성 설사, 긴장성

두통, 불면증에 유용하고 어린아이들의 건강과 스트레스를 진정시켜주는데 좋다. 탁월한 피부치료제로 Roman chamomile과 유사한 성질을 가지고 있다. German chamomile이 Azulene이 많이 포함되어 있어 항염효과가 더 많다.

(7) 주요 치료성질
 ① 소화기계 : 소화관을 진정시키고, 정서적인 흥분상태로 인한 위의 긴장을 진정시켜준다.
 ② 근육계 : 근육 염증을 완화시켜준다.
 ③ 신경계 : 신경성 혼란을 진정시켜준다. 신경과민을 완화해준다.
 ④ 생식기계 : 월경통, 통증, 월경전증후군 등에 이용된다.
 ⑤ 호흡기계 : 염증 수반한 곳에 유용하다.
 ⑥ 피부 : 피부염, 민감성 피부, 여드름, 피부가 붉어지거나 건성소양 피부에 유용하다.
 ⑦ 비뇨기계 : 염증, 방광, 요도염에 좋다.
 ⑧ 정신계 : 노여움을 낮추거나, 진정시켜 준다.

16. Roman chamomile

(1) 과 명 : Compositae(Asteraceae)

(2) 학 명 : Anthemis nobilis 또는 chamaemelum nobile

(3) 추출부위 : 꽃핀 위부분을 수증기 증류해서 얻는다.

(4) 오일의 색 : 옅은 푸른색

(5) 산지 : 남서 유럽이 주산지, 북미에 이식되었고, 영국, 벨기에, 헝가리, 미국, 이태리, 프랑스에서 재배된다.

(6) 주성분 : Angelic과 Tiglic acid의 ester(85%), pinene, farnesol, nerolidol, chamazulene, pinacarvone, cineol 등

(7) 민속 유래 : 이 허브는 2000년 이상 유럽, 특히 지중해 지방에서 의약적 평판을 가지고 왔고 지금도 널리 이용되고 있다. 이것은 고대 이집트인들과 Moors 인들에 의해 사용되었고 saxon 족이 신성시한 9가지 허브중의 하나였는데 "Maythen"이라고 불렀다. 이것은 식물의 의사로 취급하였다. 영국 생약에서는 소화불량, 배멀미, 메스꺼움, 월경불순, 스트레스성 소화불량 및 헛배 부른데 사용된다.

(8) 주요 치료성질
  ① 소화기계 : 소화불량, 식욕감퇴, 복통, 통풍, 신경성 소화기 질환을 완화케 해준다.
  ② 내분비계 : 월경불순, 방광염, 월경전증후군 등에 도움을 준다.
  ③ 신경계 : 진정효과
  ④ 호흡기계 : 건초열, 기침에 도움을 준다.
  ⑤ 피부 : 욕창, 피무염, 습진에 사용되며 민감성 피부에 탁월하며, 파괴된 모세혈관에 효과가 좋다.
  ⑥ 정신계 : 진정, 완화 효과가 있다.

17. Cinnamon

(1) 과 명 : Lauraceae

(2) 학 명 : Cinnamomum zeylanicum

(3) 추출부위 : 잎, 가지, 수피를 수증기 증류해서 얻는다.

(4) 오일의 색 : Bark oil은 연황색~녹황색 leaf oil은 담황색~황갈색

(5) 주성분
  ① Leaf oil : Eugenol(80~96%), eugenyl acetate, cinnamic aldehyde, benzylbenzoate, linalool, saflol 등
  ② Bark oil : cinnamic aldehyde(40~50%), eugenol(4~10%), benzaldeh

yde, pinene, cineol, phellandrene, furfural, cymene, linalool 등

(6) 민속 유래 : 이 나무의 새 가지의 속껍질을 2년마다 채집해서 가정용 식품에 stick 형태로 이용한다. 동양에서는 수 천년 동안 감기, 소화제, 월경곤란, 류마티스, 심장병, 일반적인 흥분제로서 이용해왔다. 영국에서는 가스찬 소화불량, 구토성 소화불량에 특히 이용된다.

(7) 주 의
bark 오일은 피부에 독성이 있고 점막에 자극이 있기 때문에 피부에 사용해서는 안되고 leaf oil도 주의를 요하기 때문에 Aromatherapy에서는 사용하지 않는 것이 좋다.

18. Citronella

(1) 과 명 : Graminaceae(poaceae)

(2) 학 명 : Cymbopogon nardus

(3) 추출부위 : 생 또는 말린풀을 수증기 증류해서 얻는다.

(4) 오일의 색 : 황색~황갈색

(5) 산지 : 스리랑카 원산, 스리랑카 최남단에서 경작된다.

(6) 주성분 : Geraniol(55~65%), Citronellal(7~15%), Borneol, comphene, Methyl Eugenol.

(7) 민속 유래 : 잎은 방향적인 가치와 의약적인 가치를 위해 사용되어지고 있으며, 특히 열병, 장내 기생충, 월경불순, 곤충구충제로 이용되었다. 중국에서는 류마티스에 사용된다.

(8) 주요 치료성질
① 피부 : 과도한 땀의 분비, 지성피부에 효과가 있다.
② 면역계 : 기침, 독감 등에 사용한다.

③ 신경계 : 피로, 두통, 편두통, 신경통 등에 사용한다.

(9) 주 의

경우에 따라 피부염의 원인이 될 수 있다. 임산부는 피하는 것이 좋다.

19. Clary sage

(1) 과 명 : Lamiaceae(Labiatae)

(2) 학 명 : Salvia sclarea

(3) 추출부위 : 꽃핀 윗부분과 잎을 수증기 증류해서 얻는다.

(4) 오일의 색 : 무색~담황록색

(5) 산지 : 유럽 남부가 원산이고 전세계적으로 재배되며 특히 지중해지방, 러시아, 미국, 영국, 모로코, 중부유럽에서 재배되며 불란서, 모로코, 영국의 것이 우수하다고 생각된다.

(6) 주성분 : Linalylacetate(75%), linalool, pinene, myrcene, phellandrene, sclareol.

(7) 민속 유래 : 이 허브는 중세에 높이 평가되었다. 지금은 많이 사용하지 않게 되었지만 신장병, 자궁과 월경 질환에 사용되었다. 씨로부터 얻은 mucilage(끈적 끈적한 물질)은 종양을 치료하는데 사용되었고, 눈으로부터 이 물질을 제거하는데 사용되었다. garden sage와 같이 염증을 식히고 특히 목이나 호흡기 전염병에 유용하다.

(8) 주요 치료성질
① 피부 : 여드름, 종기, 비듬, 탈모, 지성피부나 지성모, 주름등에 사용한다
② 순환계 : 고혈압에 사용된다.
③ 근육관절 : 근육통에 사용된다.
④ 호흡기계 : 천식, 목감염, 백일해 등에 사용된다.

⑤ 소화기계 : 위경련, 소화불량, gas 찬데
⑥ 비뇨기계 : 월경불순 등에 이용하며, 여성호르몬과 같은 작용을 한다.
⑦ 신경계 : 우울증, 신경쇠약, 긴장, 스트레스성 질환 등에 사용한다.

20. Clove(정향)

(1) 과 명 : Myrtaceae

(2) 학 명 : Eugenia caryophyllata 또는 E.aromatica

(3) 추출부위 : 싹, 잎, 줄기를 물증류해서 얻는다.

(4) 오일의 색 : 황색~황갈색이나 철분과 접촉하면 갈색을 띤다.

(5) 산지 : 인도네시아 원산으로 알려졌고, 세계적으로 경작된다. 특히 필리핀 모루카섬, 마다카스카르에서 경작된다. 주요 오일생산국은 마다카스카르와 인도네시아이다.

(6) 주성분
   ① 싹 : Eugenol(60~90%), eugenyl acetate, caryophyllene 등
   ② 잎 : Eugenol(82~88%), eugenyl acetate
   ③ 줄기 : Eugenol(90~95%) 등

(7) 민속 유래 : 세계적으로 가정 spice로 널리 사용된다. clove의 tincture는 피부병(개선), 무좀에 사용되어 왔고, 탯줄을 세척하는데, 출산의 고통을 더는데(포도주에 담구어), 치통에 현저하게 좋은 효과가 있다. 차는 구토를 경감하는데 사용된다. 중국에서는 설사, 탈장, 숨찬데, 기관지염 및 위에 언급한 질환에 사용된다.

(8) 주요 치료성질
   ① 피부 : 여드름, 무좀, 타박상, 화상, 빈데, 치통, 상처등에 사용된다.
   ② 순환 및 근육관절 : 관절염, 류마티스, 뻔데 사용한다.
   ③ 호흡기계 : 천식, 기관지염 등에 사용한다.

④ 소화기계 : 복통, 소화불량, 구토 등에 사용한다.
⑤ 면역계 : 감기, 독감 등에 사용

(9) 주 의
피부 및 점막자극을 일으킬 수 있으므로 주의해야 한다.

21. Coriander

(1) 과 명 : Umbelliferae(Apiaceae)

(2) 학 명 : Coriandrum sativum

(3) 추출부위 : 씨를 갈아서 수증기 증류해서 얻는다.

(4) 오일의 색 : 무색~연황색 액체

(5) 산지 : 유럽, 서아시아가 주산지이고 북미에 이식되었으며 세계적으로 경작된다. 오일은 러시아, 유고, 루마니아에서 주로 생산된다.

(6) 주성분 : linalool (55~75%), decylaldehyde, borneol, geraniol, carvone, anethole 등

(7) 민속 유래 : 이 허브는 오랜 역사를 가지고 쓰여져 왔다. 이 씨는 고대 이집트 Rameses의 무덤에서 발견되었다. 그 씨와 잎은 garcish(요리에 야채를 곁들인 것)와 가정양념으로 널리 이용된다. 이것은 어린아이들 설사, 소화성 탈, 꽉쬐는 아픔, 식욕부진, 헛배부름에 infusion의 형태로 이용되어 왔다. 중국에서는 이질설사, 치질, 홍역, 메스꺼움, 치통, 탈장에 사용된다.

(8) 주요 치료성질
① 순환기, 근육관절 : 체액 흐름의 활성과 독소제거, 관절염, 통풍, 순환장애, 근육이 땡기는데 사용된다.
② 소화기계 : 식욕감퇴, 복통, 설사, 소화불량, 가스찬네, 메스꺼움, 치질, 위경련 등에 이용된다.
③ 면역계 : 감기, 독감, 홍역 등에 사용한다.

22. Cumin

(1) 과 명 : Umbelliferae(Apiaceae)

(2) 학 명 : Cuminum Cyminum

(3) 추출부위 : 익은 씨로부터 수증기 증류해서 얻는다.

(4) 오일의 색 : 연황색~황갈색

(5) 산지 : 이집트 원산이고 먼 옛날에는 지중해 지방에서 경작했고 특히 스페인 프랑스, 모로코, 인도, 러시아에서도 경작한다. 오일은 인도, 스페인, 프랑스에서 주로 생산된다.

(6) 주성분 : cumin aldehyde(35~60%), α,β-pinene, p-cymene, β-phellamdrene, cumin alcohol

(7) 민속 유래 : 중동에서 전통적으로 양념으로 사용하고 커리의 주성분중의 하나고, 서양에서는 허브로 사용하고 있지 않으나, Ayurvedic의 전통 약에서는 일반적인 stimulant로서, 특히 소화불량, 복통, 소화부진 등에 사용된다.

(8) 주요 치료성질
  ① 순환, 근육관절 : 체액의 축적이나 독소의 축적, 순환이 원활치 못할 때 이용한다.
  ② 소화기계 : 복통, 소화불량, 헛배부름, 위경련 등에 사용한다.
  ③ 신경계 : 신경쇠약, 두통, 편두통, 극도의 피로 등에 이용한다.

(9) 주 의
광독성이 있기 때문에 광노출을 피하여야 한다.

23. Cypress

(1) 과 명 : Cupressaceae

(2) 학 명 : Cupressus sempervirens

(3) 추출부위 : 잎과 가지로부터 수증기 증류해서 얻는다.

(4) 오일의 색 : 담황색~녹색

(5) 산지 : 지중해 동부가 원산이고 프랑스, 이태리, 코르시카, 시실리, 사르디니아, 스페인, 포르투갈, 북아프리카, 영국등에서 야생하며 약간씩 발칸반도에서도 볼 수 있다. 프랑스, 스페인, 모로코에서 경작 추출한다.

(6) 주성분 : pinene, camphene, sylvestrene, cymene, sabinol.

(7) 민속 유래 : 이것은 약으로 높은 가치가 있었다. 그리고 고대 시민들의 분향제로 높은 가치가 있었으며 티베트 사람들의 분향제로 이용되고 있다. 이것은 비뇨기에 유익하며 과로한 땀, 월경과다, 설사와 같은 과도한 분비에 유용하다고 생각된다. 솔방울은 매우 건조성이 있고 조이는 성질이 있어 모든 종류의 이상 배설을 정지시키는데 좋다. nut는 매우 영양분이 많고 간이나 호흡기계에 유익하고 땀을 많이 흘리는 것을 저지하는데 좋다고 중국에서는 알려져 있다.

(8) 주요 치료성질
① 일반적 성질 : 몸에 물의 축적이나 과다를 배뇨나 수렴성질 때문에 치유하는데 유용하고 과도하게 말을 많이 하는 것을 진정시킨다.
② 순환기계 : 수렴효과가 있어 동정맥계의 수축작용을 가지고 있다.
③ 생식기계 : 월경의 과다를 막고 월경증후군을 막아준다.
④ 호흡기계 : 기침, 기관지염, 천식의 진경효과가 있다.
④ 피부 : 지성피부, 땀을 많이 내는 피부, 살균작용, 파괴된 모세혈관에 사용된다.
⑤ 정신계 : 진정효과, 스트레스관련된 질환에 사용된다.

24. Dill

(1) 과 명 : Umbelliferae

(2) 학 명 : Anethum graveolens

(3) 추출부위 : 건초를 수증기 증류나 물 증류를 통해 얻는다.

(4) 오일의 색 : 무색~담황색

(5) 산지 : 지중해와 흑해 지방이 원산지이고 지금은 세계적으로 재배된다. 특히 유럽, 미국, 중국, 인도에서 경작된다. Dill seed oil은 주로 유럽(프랑스, 헝가리, 독일, 영국, 스페인)에서 Dill weed oil은 미국에서 생산된다.

(6) 주성분
  ① seed oil : carvone(30~60%), limonene, phellandrene, Eugenol, pinene
  ② weed oil : carvone(적음), limonene, pinene

(7) 민속 유래 : 예부터 의약이나 주방용 허브로 사용되었다. 독일과 특히 스칸디나비아에서는 생선과 오이와 같이 사용하고 있고, 씨는 빵에 같이 굽는다. 동서양에서 소화를 돕거나 소화불량을 위해 사용하기도 하고, 복통 등에 이용되는데 영국에서는 어린이의 소화불량, 복통 등에 이용된다.

(8) 주요 치료성질
  ① 순환기계 : 순환기 활성이나 해독작용을 돕는데 유용하다
  ② 소화기계 : 과도하게 gas가 찬때, 소화불량, 위의 고장, 변비 등에 좋다.
  ③ 근육계 : 운동 후 유용한 해독제이다.
  ④ 내분비계 : 유익한 젖분비 증진효과가 있다.
  ⑤ 피부 : 상처 치유를 증진시킨다.
  ⑥ 정신계 : 진정, 완화 특성이 있다.

25. Elemi

(1) 과 명 : Burseraceae

(2) 학 명 : Canarium luzonicum

(3) 추출부위 : gum으로부터 수증기증류해서 정유를 얻는다.

(4) 오일의 색 : 무색

(5) 산지 : 필리핀과 Moluccas가 원산이고 이곳에서 경작되며 이곳에서 증류한다.

(6) 주성분 : gum은 10~25%의 정유를 함유하고 있는데 주로 phellandrene, dipentene, elemol, elemicin, terpineol, carvone, terpinolene 등이 함유되어 있다.

(7) 민속 유래 : 검이나 오레오레진은 지역적으로 피부관리용으로 사용하며 호흡기 질환과 일반적인 활성화제로 사용된다. 이것은 이집트에서 방부제(시체)로 예부터 사용된 방향 물질 중의 하나이다.

(8) 주요 치료성질
  ① 신경계 : 긴장된 신경이나 극도의 피로에 효과가 좋다.
  ② 생식계 : 어린아이 출산을 증진하고 진정 효과가 있다.
  ③ 호흡기계 : 호흡기관의 감염을 막는데 도움이 된다. 기관지염, 카타르, 마른기침이나 가래를 부드럽게 해준다.
  ④ 피부 : 국부순환을 활성화시키고, 피곤해서 늘어진 피부, 주름, 여드름, 감염된 상처, 상처, 재생효과가 있다.
  ⑤ 비뇨기계 : 방광염, 비뇨기계 질환에 사용한다.

26. Eucalyptus

(1) 과 명 : Myrtaceae

(2) 학 명 : Eucalyptus globulus

(3) 추출부위 : 잎과 새가지를 수증기 증류해서 얻는다.

(4) 오일의 색 : 무색~담황색

(5) 산지 : Tasmania, 호주원산으로 주로 스페인과 포르투갈, 브라질, 캘리포니아, 러시아, 중국에서 재배된다. 이 오일은 원산지에서는 소량밖에 생산이 안된다.

(6) 주성분 : cineol(70~85%), pinene, limonene, cymene, phellandrene, Terpinene

(7) 민속 유래 : 전통적인 가정약으로 호주에서 이용되었으며 잎과 오일은 특히 기관지염, 후두염과 같은 호흡기질환에 이용되며, 마른잎은 천식을 위해 담배와 같이 피운다. 이것은 말라리아, 콜레라, 장티프스와 같은 열나는데 이용되며 화상피부, 괴양(ulcer), 상처에도 사용된다. 물 추출물은 쑤시는 관절, 박테리아성 이질, 백선, 결핵등에 사용되며 스페인에서는 재목으로 이용된다.

(8) 주요 치료성질
   ① 순환기계 : 순환기 활성과 black pepper, juniper 오일의 보조제로 좋으며 피의 해독효과가 있다.
   ② 근육계 : 피속에 요산제거를 위해 사용할 수 있고, 근육통에 좋다.
   ③ 호흡기계 : 호흡기관의 염증완화, 기관지염에 사용되며, 폐의 과도한 가래를 제거하는데 도움이 된다. 천식, 목감염, 후두염에도 사용되며 머리를 맑게 하여준다.
   ④ 피부 : 여드름, 괴양, 상처, 빈데, 염증 등에 이용된다.
   ⑤ 비뇨기계 : 방광염에 유용하다.
   ⑥ 정신계 : 마음을 맑게 하고 냉정한 상태를 유지시켜준다.

⑦ 기 타 : Eucalyptus는 수많은 종류가 있는데 E. glubulus 이외에 E. radiata, E. smitthi, E. citrodora 등이 있는데 대부분 호흡기 질환에 많이 이용된다.

27. Everlasting(Helichrysum)

(1) 과 명 : Asteraceae(compositae)

(2) 학 명 : Helichrysum Angrstifolium

(3) 추출부위 : 신선한 꽃이 달린 윗부분을 수증기 증류해서 얻는다.

(4) 오일의 색 : 담황색~붉은색

(5) 산지 : 지중해지방이 원산이며 특히 지중해 동부와 북아프리카가 원산지이다. 주로 이태리, 스페인, 프랑스에서 재배된다.

(6) 주성분 : Nerol과 Nerylacetate(30~50%), geraniol, pinene, linalool, isovaleric aldehyde, furfural, eugenol

(7) 민속 유래 : 유럽에서는 천식, 만성기관지염, 백일해와 같은 호흡기질환에 사용된다. 그리고 두통, 편두통, 간질환과 화상, 알러지, 마른버짐등과 같은 피부병에도 사용된다. 보통 infusion의 형태로 이용된다.

(8) 주요 치료성질
  ① 피부 : 여드름, 건선, 알러지, 종기, 화상, 빈데, 피부염, 상처등에 사용한다.
  ② 순환기, 근육관절 : 근육통증, 류마티스, 삔데, 긴장된 근육등에 사용한다.
  ③ 호흡기계 : 천식, 기관지염, 만성기침, 백일해 기침 등에 이용한다.
  ④ 소화기계 : 간옹혈, 비장출혈 등에 사용한다.
  ⑤ 면역계 : 간기, 독간, 열, 바테리아 감염 등에 이용한다.
  ⑥ 신경계 : 우울증, 신경쇠약, 무기력, 신경통 등 스트레스와 관련된 증상에 사용된다.

28. Fennel

(1) 과 명 : Umbellifeaceae

(2) 학 명 : Foeniculum vulgare

(3) 추출부위
  ① sweet fennel은 씨를 부수어 수증기 증류하고
  ② bitter fennel은 씨와 전초를 수증기 증류해서 얻는다.

(4) 오일의 색
  ① sweet fennel : 무색~담황색
  ② bitter fennel : seed오일은 담황색 weed는 연황갈색

(5) 산지 : sweet fennel은 프랑스 이태리 그리스에서 자라고 bitter fennel은 지중해지방이 원산이고 세계적으로 널리 분포되어 있다. 주요 정유생산은 헝가리, 불가리, 독일, 프랑스, 이태리, 인디아이다.

(6) 주성분 : Anethole(50~60%), limonene, phellandrene, pinene, anisic acid, anisic aldehyde, camphene이고 bitter에는 fenchone이 18~22% 포함되어 있고 sweet에는 약간 또는 포함되어 있지 않다.

(7) 민속 유래 : 고대부터 의학적인 평판을 가지고 있는 이 허브는 장수와 용기와 강함을 전하는 것으로 믿어왔다. 또 악마의 기를 몰아내고 시력을 강하게 하고 해독시키기 위해 사용하였다. 간과 비장, 쓸개의 장애와 소화성 질환에 좋다고 생각되고, 젖먹이 어머니의 젖을 증가시키는 estrogen과 같은 작용을 할 수도 있고, 비만을 위해 사용되었다. 영국에서는 결막염, 인후염, 안 질환에 국부적으로 사용된다.

(8) 주요 치료성질
  ① 소화기계 : 변비에 좋고, 간장 활성, 몸으로부터 독성제거를 돕는다.
  ② 내분비계 : 호르몬 조절 작용을 가지고 있다.
  ③ 근육계 : 근육통증을 완화시키기 위해 목욕시 사용한다.
  ④ 생식기계 : Estrogen과 같은 작용을 하고 정년기 뿐만 아니라 월경을

조절하고 강력한 젖의 분비촉진, 월경전증후군을 완화시킨다.
⑤ 호흡계 : 거담제, 기관지염에 유용하다.
⑥ 피부 : 주름 방지를 하거나, 창백한 피부, 피부를 해독시키는데 도움을 준다.
⑦ 비뇨기계 : 신장을 활발하게 한다.

29. Fir needle

(1) 과 명 : Pinaceae

(2) 학 명 : Abies alba

(3) 추출부위 : 잎, 가지 등을 수증기 증류해서 얻는다.

(4) 오일의 색 : 무색 ~ 담황색

(5) 산지 : 북유럽 산악지가 원산이고 스위스, 폴랜드, 독일, 프랑스, 오스트리아, 유고 등에서 자란다.

(6) 주성분 : santene, pinene, limonene, Bornylacetate, laurylacetate

(7) 민속 유래 : 유럽에서는 의학적인 가치가 높이 평가되고 있다. 주로 호흡기병, 열, 근육통, 류마티스 등에 이용한다.

(8) 주요 치료성질
  ① 순환, 관절, 근육계 : 관절염, 근육통, 류마티스에 사용한다.
  ② 호흡기계 : 기관지염, 기침, 정맥두염 등에 이용한다.
  ③ 면역계 : 감기, 열, 독감등에 사용한다.

30. Balsam Fir

(1) 과 명 : Pinaceae

(2) 학 명 : Abies balsamea

(3) 추출부위 : 잎이나 가지를 증류해서 얻는다.

(4) 오일의 색 : 무색

(5) 산지 : 북미가 원산, 퀘벡, Novascotia, maine에서 자란다.

(6) 주성분 : pinene, bornylacetate(17.6%), cadinene

(7) 민속 유래 : 껍질에 수공을 마늘로 찔러 나오는 액을 받아서 얻고, 이것을 Canada Balsam이라고 하고 이것은 미국 원주민들에게 있어서 종교적으로 절대적이었고 화상, 상처, 칼등에 베인곳 심장이나 가슴의 통증을 경감 시키는데 사용되었고, 기침에도 사용하였다.

(8) 주요 치료성질
   ① 피부 : 화상, 베인데, 치질, 상처에 사용한다.
   ② 호흡기계 : 천식, 기관지염, 카타르, 만성기침, 목이 아픈데 사용한다.
   ③ 비뇨기계 : 방광염, 비뇨기 감염등에 사용한다.
   ④ 신경계 : 우울증, 신경긴장, 스트레스성 질환

31. Frankincense

(1) 과 명 : Burseraceae

(2) 학 명 : Boswellia thurifera 또는 B.carterii

(3) 추출부위 : 나무의 줄기로부터 나오는 aleogum resin을 수증기 증류해서 얻는다.

(4) 오일의 색 : 담황색 또는 녹색

(5) 산지 : 홍해지방이 주산지이고 북동부 아프리카를 거쳐 야생한다. gum은 소말리아, 에티오피아, 중국, 남부아라비아에서 생산하고 유럽과 중국에서 증류한다.

(6) 주성분 : pinene, dipentene, limonene, thujone, phellandrene, cymene, myrcene, terpinene, octylacetate, octanol, inconsole 등

(7) 민속 유래 : 고대로부터 인도, 중국, 서구에서 구교 교회에서 향으로 이용되었다. 고대 이집트에서 젊어지게 하는 얼굴 Mask, 화장품, 향수에 사용되었다. 이것은 동서에 걸쳐 매독, 류마티스, 호흡기, 비뇨기관 감염 및 소화 신경계 질환을 위해 사용되었다.

(8) 주요 치료성질
① 신경계 : 신경완화 진정작용이 있다.
② 생식기계 : 성적긴장에 관한 진정효과를 나타낼 수 있다.
③ 호흡기계 : 마른기침, 점막에 수분을 주는데 도움이 되고, pine이나 Ravensara와 같은 거담제를 보조해 준다. 기관지염, 가쁜 숨을 완화해 준다.
④ 피부 : 건선피부에 좋다. 지성피부에 수렴효과를 준다. 피부 궤양, 상처, 다른 염증을 치료하는데 효과가 좋다.
⑤ 정신계 : 과거 정신적인 상처 치유, 걱정, 긴장 상태를 치유하는데 유용하다.

32. Galbanum

(1) 과 명 : Umbelliferae

(2) 학 명 : Ferua galbaniflua

(3) 추출부위 : oleoresin또는 gum을 수증기 증류해서 얻는다.

(4) 오일의 색 : 암갈색

(4) 산지 : 중동과 서부아시아가 원산이고 이란 터키 아프카니스탄 레바논에서 경작하고 미국과 유럽에서 증류는 이루어진다

(5) 주성분 : Pinene, cardinol, cardinene, myrcene 등

(6) 민속 유래 : 고대인들은 이것을 incense로서 사용하였고 이집트에서는 화장품과 시체방부제로 사용하였다. 동양에서는 아위(미나리과 의약용식물)와 유사한 방법으로 상처치료, 염증치료, 피부병과 호흡기, 소화기, 신경계 질환에 이용하였다. Zalou root(F. HERMONIC)는 체음제로 베이루트에서 사용되고 있다.

(7) 주요 치료성질
① 피부 : 여드름 부스럼 상흔조직치유 염증 주름 상처 등에 사용한다.
② 순환 근육 관절 : 순환이 좋지않거나 근육통 류마티스 등에 사용한다.
③ 호흡기 : 천식, 카타르, 만성기침 등에 이용한다.
④ 소화기 : 복통, 가스찬데, 소화불량 등에 이용한다.
⑤ 신경계 : 신경긴장, 스트레스성 질환 등에 이용한다.

33. Geranium

(1) 과 명 : Geraniaceae

(2) 학 명 : Pelargonium graveolens

(3) 추출부위 : 잎과 줄기를 수증기 증류해서 얻는다

(4) 오일의 색 : 황록색

(5) 산지 : 남아프리카원산, 러시아, 이집트, 콩고, 일본, 중앙아메리카, 유럽에서 널리 경작된다. 오일생산은 Reunion(bourbon), 이집트, 러시아, 중국에서 한다.

(6) 주성분 : Citronellol, geraniol, linalool, isomenthone, menthone, phellandrene, sabinene, limonene 등

(7) 민속 유래 : British plant herb robert(Geranium robertanium)과 Americ an cranesbil(G. maculatum)은 오늘날 가장 널리 사용되어지는 허브인데 고대로부터 사용되어지고 있다. 그것들은 rose geranium과 공통된 성질을 가지고 있는데 이질, 치질, 월경시 과다한 출혈이 있을 때 사용된다. Cranesbil의 뿌리와 허브는 영국 생약에서는 설사 위궤양의 치료제로 지정해 놓고 있다.

(8) 주요 치료성질
① 순환계 : 피를 깨끗하게 해주고 림프순환을 증진하고 피와 림프액의 일반적인 순환을 활성화시킨다.
② 내분비계 : 호르몬 조절
③ 신경계 : 말초신경의 염증을 완화시켜 준다.
④ 생식기계 : 갱년기, 월경기에 호르몬 조절을 위해 사용하며, 월경전증후군을 감소시키며 여성의 질분비를 증가시키며, 유방의 염증을 치료하는데 사용할 수 있다.
⑤ 호흡기계 : 점막을 부드럽게 하고 마른기침을 조절한다.
⑥ 피부 : 모든 타입의 피부에 사용된다. 습진, 여드름, 피부병의 해독에 이용된다.
⑦ 비뇨기계 : 신장, 배뇨의 활성을 돕는다.

34. Ginger

(1) 과 명 : Zingiberaceae

(2) 학 명 : Zingiber officinale

(3) 추출부위 : 뿌리의 껍질을 벗겨 말린 다음 증류해서 얻는다.

(4) 오일의 색 : 연황색-황갈색

(5) 산지 : 유럽과 아시아가 원산이고 세계적으로 정원에서 재배되며 주로 남프랑스에서 생산되며 이태리 중국에서 자란다.

(6) 주성분 : Gingerin, gingenol, gingirone, zingiberine, linalool, camphene, Phellandrene, citral, cineol, borneol등

(7) 민속 유래 : 이것은 가정에서 양념으로 사용되며 수 천년동안 동양에서 치료제로 사용하였다. 신선한 생강은 중국에서는 류마티스, 박테리아성 이질, 치통, 말라리아, 감기, 과다한 담, 설사와 같은 질환에 사용되어 오고 있다. 이것은 가장 좋은 소화제로 알려져 있고, 특히 서양, 영국에서는 가스찬 장내복통을 나타내는 증세가 있을 때 통용되며 설탕에 잰 또는 결정화시킨 생강은 동서양에서 모두 과자로서 인기가 있다.

(8) 주요 치료성질
  ① 순환기계 : 피나 림프의 순환을 활성화시키고 몸을 따뜻하게 하여 해독하는 데 도움을 준다. 땀을 증가시키고 정맥순환을 증가시킨다.
  ② 소화기계 : 위액분비증진, 복통, 설사, 메스꺼움에 이용된다
  ③ 근육계 : 근육통증, 관절염, 류마티스, 삔데 사용된다.
  ④ 신경계 : 신경쇠약에 효과가 있다.
  ⑤ 호흡기계 : 과도한 점액분비를 제거하는데 사용되며 카타르, 기관지염, 해열 등에 사용한다.
  ⑥ 생식기계 : 최음작용이 있고 무기력, 월경통 등에 도움을 준다.
  ⑦ 정신계 : 보온, 진정 완화작용을 한다.

35. Grapefruit

(1) 과 명 : Rutaceae

(2) 학 명 : Citrus x paradisi

(3) 추출부위 : 과피로부터 압착법에 의해 얻어진다.

(4) 오일의 색 : 황색-황녹색

(5) 산지 : 열대아시아, 서인도가 원산지이고 캘리포니아, 플로리다, 브라질, 이스라엘에서 경작된다. 오일은 캘리포니아에서 생산된다.

(6) 주성분 : Limonene(90%), cadinene, paradisiol, neral, geranial, citronellal Sinensal과 coumarine류, furo-coumarine류 등.

(7) 민속 유래 : 다른 감귤류와 같이 영양적인 성질을 같이 나누는데 비타민C가 많고 전염병 예방에 효과가 있다.

(8) 주요 치료성질
   ① 피부 : 여드름, 충혈된피부, 육모촉진, 피부와 조직을 활성화하는 데 사용한다.
   ② 순환기, 근육, 관절 : Cellulitis, 근육피로, 비만, 근육의 뭉침 등에 사용한다.
   ③ 면역계 : 냉기, 감기, 독감 등에 이용한다.
   ④ 신경계 : 우울증, 두통, 신경쇠약, 스트레스해소 등에 이용한다.

36. Hyssop

(1) 과 명 : Lamiaceae(Labiate)

(2) 학 명 : Hyssop officinalis

(3) 추출부위 : 잎과 꽃이 핀 부분을 수증기 증류해서 정유를 얻는다.

(4) 오일의 색 : 무색-담황색

(5) 산지 : 지중해 및 아열대아시아가 원산지이며 미국과 러시아, 유럽에서 자생하며 헝가리, 프랑스에서 주로 재배되며 알바니아와 유럽에서도 재배된다.

(6) 주성분 : Pinocamphone, isopinocamphone, estragole, borneol, geraniol, limonene, thujone, myrcene, caryophyllene 등.

(7) 민속 유래 : 성경에서 언급되었지만 이것을 의미하는 것이 아니라 야생 marjoram 또는 oregano를 말한 것일 것이다. 그렇지만 예부터 의학적인 평판을 가지고 있으며 성스러운 장소를 정화하는데 사용되었다. 이것은 소화기나 호흡기 질환에 사용되었고 류마티스 타박상, 피부가 쑤시는데, 귀앓이, 치통에 사용되었고 혈압을 조절하거나, 신경강장제 화를 냈을 때 히스테리에도 사용한다. 영국에서는 기관지염 일반적인 감기에 이용한다.

(8) 주요 치료성질
① 피부 : 타박상, 빈데, 피부염 ,습진, 염증, 상처 등에 사용된다.
② 순환기, 근육, 관절 : 고혈압, 저혈압, 류마티스에 사용한다.
③ 호흡기 : 기관지염, 카타르, 기침, 목아픔, 백일해 등에 사용한다.
④ 소화기계 : 복통, 소화불량에 사용한다.
⑤ 비뇨 생식기계 : 월경불순 등에 사용한다.
⑥ 면역계 : 감기, 독감 등에 사용한다.
⑦ 신경계 : 걱정을 해소한다.

(9) 주의 : 임산부는 사용을 피해야 한다.

37. Jasmin

(1) 과 명 : Oleaceae

(2) 학 명 : Jasmimum officinale

(3) 추출부위 : 꽃잎을 용매추출이나 enfleurage 방법에 의해 얻는다. 이렇게 해서 얻은 것을 absolute라고 한다.

(4) 오일의 색 : 짙은 황갈색

(5) 산지 : 중국, 인도, 서아시아가 원산이고 지중해, 중국, 인도, 터키, 모로코, 이집트 등에서 경작하고 absolute는 프랑스에서 주로 생산된다.

(6) 주성분 : Benzyl acetate, linalool, phenyl acetic acid, benzylalcohol, Farnesol, methylanthranilate, cis-jasmone, methyljasmonate 등

(7) 민속 유래 : 중국에서 J.officinale의 꽃은 간장염, 강경변, 이질을 치료하는데 사용한다. J.sambac은 결막염, 이질, 종기, 암을 위해 사용한다. 뿌리는 두통, 불면증, 탈구된 관절과 류마티스 때문에 생기는 통증을 치료하는데 사용한다. 서양에서는 일반적인 쟈스민은 자궁을 따뜻하게 하고 분만을 원활하게 한다고 전해져 왔다. 이것은 기침이나 숨가쁜데 유용하고 감기, 카타르체질에 좋으나 열에는 좋지않고 병에 걸리거나 거친 팔다리나 신경계나 생식기 등에 문제가 생겼을 때 사용한다.

(8) 주요 치료성질
  ① 생식계 : 가슴의 응혈 때문에 생기는 모유의 흐름이 저하되는 것을 도와 모유 분비의 증진에 좋다. 월경불순, 성적 무기력, 정충증가 등에 사용할 수 있다.
  ② 호흡기계 : 숨을 조절하고, 흥분상태의 숨을 고르게하며 쉰목소리, 후두염에 사용된다.
  ③ 피부 : 건성 지성피부, 민감성 피부에 사용된다.
  ④ 정신계 : 우울증, 신경피로, 스트레스 관련 질환에 효과가 좋다.

(9) 주 의 : 알레르기를 일으킬 수 있으므로 주의해야 한다.

38. Juniper

(1) 과 명 : Cupressaceae

(2) 학 명 : Juniperus communis

(3) 추출부위 : Berry(장과)로부터 수증기 증류해서 얻는다. 가지로부터도 얻을 수 있다.

(4) 오일의 색 : 투명-담황색

(5) 산지 : 지구의 북반구(스칸디나비아, 시베리아, 캐나다, 북유럽, 북부아시아)가 원산지이고 정유는 주로 이탈리아, 프랑스, 유고, 오스트리아, 체코, 스페인, 독일, 캐나다에서 생산한다.

(6) 주성분 : Pinene, myrcene, sabinene, limonene, cymene, terpinene, thujene, camphene 등

(7) 민속 유래 : 비뇨기과전염병, 호흡기질환, 위전염병, 기생충 등에 사용된다. 관절에 uric acid가 증가하는 것을 막는다. 통풍, 류마티스, 관절염에 사용한다. 영국 생약에서는 류마티스병과 방광염에 사용한다.

(8) 주요 치료성질
  ① 순환기계 : 일반적순환을 활성화하고 해독작용과 동상 손발이 찬 것을 치유하는데 유용하다. black pepper와 같이 사용한다.
  ② 소화기계 : 식욕을 활성화한다.
  ③ 근육계 : 근육통에 탁월한 효과가 있으며 뇨산축적해소, cellulites, 류마티스, 관절염에 사용된다.
  ④ 신경계 : 스트레스나, 긴장, 불안을 진정시켜준다.
  ⑤ 피부 : 해독작용, 피부를 통한 배출, 건강한 순환증진, 피부병, 습진 등에 사용한다.
  ⑥ 비뇨기계 : 방광염, 뇨의 흐름증가, 신장을 깨끗이 해준다.
  ⑦ 신경계 : 에너지를 유지시켜주고 정신을 함양한다.

39. Laurel

(1) 과 명 : Lauraceae

(2) 학 명 : Laurus nobilis

(3) 추출부위 : 마른 잎이나 가지를 수증기 증류해서 얻는다.

(4) 오일의 색 : 녹황색

(5) 산지 : 지중해가 원산지이고 berry는 프랑스 스페인, 모로코, 유고, 중국, 이스라엘, 터키, 러시아에서 생산되며 오일은 주로 유고에서 생산된다.

(6) 주성분 : Cineol(30~50%), pinene, linalool, terpinyl acetate, terpineol Geraniol, eugenol, methyl eugenol, geraniol, geranyl acetate 등

(7) 민속 유래 : 유럽에서 대중화된 요리용 허브이다. 잎은 그리스와 로마에서 승자에게 씌워주는 관으로 사용되었다. 잎과 berry는 히스테리, 복통, 소화불량과 같은 다양한 병에 사용되었다. 그리고 입맛을 잃었거나 월경증진, 열병을 위해 사용되었다. 오늘날에는 내복약으로는 거의 사용되지 않는다. 왜냐하면 마취성질 때문이다. Berry로부터 압착하여 얻은 오일은 지금도 찜질 약, 타박상, 귀앓이에 사용된다.

(8) 주요 치료성질
　① 순환계 : 국부순환 활성, 몸을 따뜻하게 해준다.
　② 소화기계 : 헛배 부른데, 간의 활성, 소화불량
　③ 근육계 : 근육통증, 특히 운동 후 근육통을 lavender나 birch와 함께 사용하면 효과가 좋다.
　④ 신경계 : 신경계강화, 간장이나 피로회복에 사용된다.
　⑤ 호흡기계 : eucalyptus와 함께 항균효과를 나타낸다.
　⑥ 생식기계 : 월경을 조절한다.

(9) 주 의
　점막자극이 있고 민감 피부에 자극이 있을 수 있다.

40. Lavender

(1) 과 명 : Labiate

(2) 학 명 : Lavandula officinalis 또는 L.angustifolia

(3) 추출부위 : 꽃이 핀 전초를 수증기 증류해서 얻는다.

(4) 오일의 색 : 무색

(5) 산지 : 지중해 원산, 세계적으로 재배되며 정유는 프랑스에서만 생산된다.

(6) 주성분 : Linalyl acetate(40%), linalool, lavandulol, lavandulyl acetate, Terpineol, cineol, limonene, ocimene, caryophyllene 등

(7) 민속 유래 : 이것은 민간약으로 잘 알려져 있다. 최근에는 아로마테라피에서는 없어서는 안될 정도로 많이 알려져 있다. 이것은 위를 편안하게 하기 위해 사용하였고 무엇보다도 화장품, 곤충기피제, 진정제 등 일반적으로 가장많이 치료제로서 사용되어진다.

(8) 주요 치료성질
 ① 순환기계 : 면역계를 도우며, 휜피톨을 재생시켜 주고 해독작용, 림프액의 흐름을 돕고 심장박동의 빠름, 해열 등에 사용된다.
 ② 소화기계 : 소화장애를 진정시켜주며 위를 진정시켜주고 복통 소화불량 gas 찬데 사용된다.
 ③ 신경계 : 신경긴장, 스트레스, 쇼크, 불면증조절 등에 사용된다.
 ④ 생식기계 : 해산동안에 고통을 경감시켜 주고 불안 등을 진정시켜준다.
 ⑤ 호흡기계 : 염증, 기관지염, 후두염, 목병 등을 치료하는데 도움이 되며 과도한 카타르, 점막을 진정시키며 백일해를 진정시킨다.
 ⑥ 피부 : 피부조직을 치료하는데 탁월하며 화상 종기 알레르기 무좀 자라지않는 발톱 습진 염증 건선 통증 피부조직재생에 효과가 있다.
 ⑦ 비뇨기계 : 방광염을 감소시키기 위해 사용된다.

41. Lavandin

(1) 과 명 : Lamiaceae

(2) 학 명 : Lavandula x itermedia

(3) 추출부위 : 꽃핀 전초를 수증기 증류해서 얻는다.

(4) 오일의 색 : 무색-담황색

(5) 산지 : Lavender와 aspic(spike lavender)가 자라는 곳에서 자라는데 주로 프랑스에서 경작되는데 스페인 헝가리 유고 아르헨티나에서도 재배된다.

(6) 주성분 : Lynalyl acetate(30~32%), lnalool, cineol, camphene, pinene 등.

(7) 민속 유래 : 60년전 Mrs Grieve가 A mordern herbal이라는 책에서 처음 소개되었다. 그 성질은 lavender와 aspic을 혼합한 것과 같다.

(8) 주요 치료성질
  ① Lavender와 유사하나 피부침투가 더 잘되고 호흡기 순환기계 근육질환에 좋다.

42. Spike lavender(Aspic)

(1) 과 명 : Lamiaceae(Labiatae)

(2) 학 명 : Lavandula latifolia

(3) 추출부위 : 꽃핀 전초를 수증기 증류해서 얻는다.

(4) 오일의 색 : 무색-담황색

(5) 산지 : 프랑스, 스페인의 산악지대가 원산이고 북아프리카, 이탈리아, 유고, 동 지중해국가에서도 볼 수 있다. 정유는 프랑스와 스페인에서 생산

되나 전 세계적으로 경작된다.

(6) 주성분 : Cineol, camphor(40~60%), linalool, linalylacetate 등

(7) 민속 유래 : Culpeper는 이것을 감기나 중풍, 수종, 나른한 병, 경련, 소아의 경기, 중풍 기절등에서 오는 뇌와 머리의 통증을 포함한 여러 가지 병을 위해 추천하였다. 이것은 격렬하고 날카로운 성질을 가지고 있기 때문에 조심스럽게 사용되어야 하며 내부, 외부병에 약간이면 충분하다고 경고 하였다. Oleum spicae라는 조제약은 1/4 aspic과 1/2 turpentine으로 만들어 졌는데 마비된 손발, 삔지 오래된 곳, 뻣뻣한 관절, 육모에 효과를 주는 것으로 알려졌다. 영국 생약에서는 헛배 부른데 우울증의 두통, 류마티스통증에 사용되어 진다.

(8) 주요 치료성질
   ① Lavender와 유사하다.

43. Lemon

(1) 과 명 : Rutaceae

(2) 학 명 : Citrus limon

(3) 추출부위 : 과피를 압착법에 의해 얻는다

(4) 오일의 색 : 담황록색

(5) 산지 : 아시아, 동인도원산으로 지중해지방 특히 스페인 포르튜갈에서 자라며 이탈리아 시실리 사이프러스, 기니아, 이스라엘, 미국 남부에서 재배된다.

(6) 주성분 : Limonene, terpinene, pinene, sabinene, myrcene, citral, linalool, Geraniol, octanol, nonanol, citronellal 및 bergamotene 등

(7) 민속 유래 : 주스와 껍질은 가정용 스파이스로 널리 이용된다. 매우 영양분이 많은데 비타민A,B,C가 많이 함유되어 있다. 스페인과 다른 유럽국가

에서는 만능약으로 알고 있는데 특히 전염병 예방에 이용된다. 말라리아와 장티브스와 같은 열병에 사용되었고, 영국에서는 바다에서 괴혈병에 사용되었다. 내복하면 주스는 관절염 류마티스와 같은 산성변에 매우 효과가 좋고, 이질과 간 응혈에 매우 유익한 것으로 알려져 있다.

(8) 주요 치료성질
  ① 순환기계 : 일반적인 순환활성, 림프순환활성, 해독작용이 있다.
  ② 소화기계 : 소화를 돕고 장으로부터 독성을 제거하는데 도움을 주며 장을 깨끗이 하며 장을 알카리성으로 만든다.
  ③ 근육계 : 뇨산의 축적을 막고, 근육통증, 관절염, 류마티스, cellulitis를 완화시켜준다.
  ④ 호흡기계 : 호흡기를 깨끗하게 해주며 천식 목병 기관지염등을 깨끗이 해준다.
  ⑤ 피부 : 여드름, 빈혈, 깨지기 쉬운 손톱, 종기, 티눈, 지방성 여드름, mouth ulcer, 무사마귀, 창백한 피부, 피 순환을 증진시켜 준다.
  ⑥ 비뇨기계 : 배설을 돕고 신장을 깨끗하게 해준다.
  ⑦ 신경계 : 정신을 맑고 깨끗하게 해주며 활력을 준다.

44. Lemongrass

(1) 과 명 : Gramineae

(2) 학 명 : Cymbopogon citrates

(3) 추출부위 : 전초를 수증기 추출해서 정유를 얻는다.

(4) 오일의 색 : 무색-담황색

(5) 산지 : 아시아가 원산
  ① 서인도 타입 : 스리랑카 원산으로 서인노, 아프리카, 열대아시아에서 지라며 주산지는 과테말라, 인도이다.
  ② 동인도타입 : 동인도가 원산이고 서부인도에서 주로 경작되며 cymbopog

on citratus는 서인도 타입이며 동인도타입은 cymbopogon flezuosus이다.

(6) 주성분
　① citral(65~85%), myrcene(12~35%), dipentene, linalool, nerol, geraniol, methylheptenone, citronellol, farnesol 등
　② citral(85%이하), geraniol, methyleugenol, borneol, dipentene 등.

(7) 민속 유래 : 전염병이나 열병을 위한 전통적인 인도약으로 사용되었다. 현대에 들어와 인도에서 행한 연구에서 중추신경계의 진정제로서 작용하는 것이 알려졌고 이것은 살충제와 향신료로 이용된다.

(8) 주요 치료성질
　① 순환기계 : 일반적인 순환을 활성화시키고 해독시킨다.
　② 소화기계 : 소화관을 활성화시키고 대장염에 항염효과가 있다.
　③ 근육계 : 근육통과 피로한 근육을 완화시켜주며 젖산의 제거를 돕는다.
　④ 신경계 : 피곤하고 지친 신경의 치료에 탁월한 효과가 있다.
　⑤ 호흡기계 : 호흡기계의 균의 감염을 막도록 면역계를 돕는다.
　⑥ 피부 : 지성피부와 여드름에 효과가 있다.

45. Lime

(1) 과 명 : Rutaceae

(2) 학 명 : Citrus aurantifolia

(3) 추출부위 : 과피를 압착법에 의해 정유를 얻는다.

(4) 오일의 색 : 황녹색

(5) 산지 : 남부 아시아가 원산이고 많은 열대 및 아열대지방에 이식되었다. 지금은 남부 florida에서 경작되고 서인도제도(쿠바), 중앙 아메리카(멕시코)에서도 경작된다.

(6) 주성분 : Limonene, pinene, camphene, sabinene, citral, cymene, cineol, Linalool, coumarine류가 함유되어 있다.

(7) 민속 유래 : 과일은 레몬과 성질이 같아 대신 많이 사용된다. 과거에는 펩신의 glycerine성 소화불량의 치료제로 이용되었다.

(8) 주요 치료성질
  ① 피부 : 여드름, 빈혈, 손톱이 부서지는 병, 종기, 동상, 티눈, 구강궤양, 무사마귀, 대상포진, 빈곳에 사용한다.
  ② 근육 순환 관절 : 관절염, cellulitis, 고혈압, 비만, 순환장애, 코피를 지혈하는데 사용된다.
  ③ 호흡기계 : 천식, 목병, 기관지염, 카타르 등에 사용한다.
  ④ 소화기계 : 소화불량
  ⑤ 면역계 : 감기, 독감, 열병 및 전염병 예방에 사용한다.

(9) 주 의
 광독성이 있기 때문에 조심해야 한다(태양에 노출 시는 사용하지 않아야 한다).

46. Litsea cubeba(May chang)

(1) 과 명 : Lauraceae

(2) 학 명 : Litsea cubeba

(3) 추출부위 : 과일, 수피 잎을 수증기 증류해서 얻는다.

(4) 오일의 색 : 담황색

(5) 산지 : 동부아시아 특히 중국이 원산이고 대만 일본 중국에서 경작되며 중국이 주산지이며 대부분 중국 자체에서 사용한다.

(6) 주성분 : Citral(85%), limonene, myrcene, linalool, linalyl acetate 등

(7) 민속 유래 : 뿌리와 줄기는 중국 전통 약으로 월경불순, 소화불량을 치료하거나 두통, 냉기, 근육통, 근육 쑤심, 여행병 등에 사용된다. 최근연구에 의하면 불규칙한 심장박동을 치료하는데 유효할 수도 있다고 보고되었다.

(8) 주요 치료성질
   ① 피부 : 여드름, 피부병, 과도한 땀, 구충제 등에 이용한다.
   ② 소화기계 : 헛배 부른데, 소화불량 등에 이용한다.
   ③ 면역계 : 전염병에 사용한다.
   ④ 신경계 : 고혈압, 긴장, 스트레스 관절질환 등에 이용되며 부정맥에도 이용된다.

(9) 주 의
감작을 일으킬 수도 있다.

47. Mandarine(Tangerine)

(1) 과 명 : Rutaceae

(2) 학 명 : Citrus reticulata

(3) 추출부위 : 과피를 압착법에 의해 정유가 얻어진다.

(4) 오일의 색 : 황색-오렌지색

(5) 산지 : 중국남부, 극동이 원산지이고 1805년에 유럽에 이식되었고 40년 후 미국에 다시 이식되었는데 그곳에서 tangerine으로 이름 지어졌다. Mandarine은 주로 이탈리아, 스페인, 알제리, 사이프러스, 그리스, 중동, 브라질에서 생산되며 tangerine은 택사스, florida, 캘리포니아, 기니아에서 생산된다

(6) 주성분 : Limonene, dimethyl anthranilate, geraniol, citral, citronella l 등

(7) 민속 유래 : 이것은 중국의 만다린(중국관료의 명칭)에게 전통적으로 준 선물인 과일로부터 왔다. 프랑스에서는 소화불량 딸꾹질을 치료하기 위해 어린아이의 안전한 치료제로 여겨지고 있다. 어른들을 위해서는 소화기능 강화나 간을 강화하는데 도움이 된다.

(8) 주요 치료성질
- 피부 : 여드름, 충혈된피부, 지성피부, 상흔, 반점, cellulites stretch mark등에 사용한다.
- 순환 근육 관절계 : 순환장애, 비만에 사용한다.
- 소화기계 : 소화불량, 변비, 딸꾹질, 식욕증진에 효과가 있다.
- 신경계 : 불면증, 긴장된 신경, 휴식부족 등에 사용한다.

48. Marjoram(sweet marjoram)

(1) 과 명 : Labiatae

(2) 학 명 : Origanum marjorana

(3) 추출부위 : 꽃핀 부분을 말려서 수증기 증류해서 얻는다.

(4) 오일의 색 : 담황색-황갈색

(5) 산지 : 지중해, 이집트, 북아프리카가 원산

(6) 주성분 : Terpinene, terpineol, sabinene, linalool, carvacrol, linalylacetate, ocimene, cadinene, geranyl acetate, citral, eugenol 등.

(7) 민속 유래 : 전통적인 식용허브와 민간치료제로 고대 그리스에서 향, 화장품, 약으로 사용되었다. 진정효과, 강장효과, 보온효과를 가지고 있는 식물로서 소화기계나 월경문제에 도움을 주며 신경계 호흡기병에도 도움을 준다. 감기로 인한 머리 위 근육과 다른 부분의 병에 편안함을 준다. 외부, 내부에 사용되며 가슴 간 비장의 장애에 도움이 되며 근육통, 류마티스, 삔데, 관절이 뻣뻣한데 타박상에 도움을 준다.

(8) 주요 치료성질
   ① 순환기계 : 저혈압에 도움을 준다.
   ② 소화기계 : 복통, 소화불량, 변비, 가스찬데 이용된다.
   ③ 내분비계 : 월경주기조절, 경련을 진정시키는데 이용된다.
   ④ 근육계 : 근육경련, 근육통, 관절염, 류마티스, 삔데 사용한다.
   ⑤ 신경계 : 과도한 긴장, 불면증, 스트레스, 부교감 신경계를 활성화하고 중추신경계조절, 진정효과등에 사용한다.
   ⑥ 호흡기계 : 염증, 기관지염으로 인한 경련, 천식, 마른기침 등에 사용한다.
   ⑦ 피부 : 타박상에 st. John's wort와 같이 사용한다.

49. Melissa(lemon balm)

(1) 과 명 : Labiate

(2) 학 명 : Melissa officinalis

(3) 추출부위 : 잎과 꽃이 핀 부분을 수증기 증류해서 정유를 얻는다.

(4) 오일의 색 : 담황색

(5) 산지 : 지중해가 원산이고 유럽, 중동, 북미, 북아프리카, 시베리아에서 자생하며 주로 헝가리, 이집트, 이탈리아에서 재배되며 주산지는 아일랜드 공화국이다.

(6) 주성분 : Citronellal과 geranial이 주성분이며 citronellol, linalool, Caryophyllene, caryophyllene oxide, limonene 등

(7) 민속 유래 : 가장 일찍 알려진 치료약 중의 하나인 이 허브를 Par-acelsus는 불로 장생약(elixir of life)이라고 불렀으며 이것은 신경질환, 심장과 정서에 관련이 있었다. 또한 근심 우울증등과 정신을 생기 있고 강하게 한다. 일반적으로 소화기계 천식이나 소화불량 가스찬데 신경성에서 오는 호흡기질환에 사용되었다. 월경주기를 고르게 하거나 임신촉진을 하는데 도움이 된다. 장수말벌과 일벌에게 쏘인데 효과적인 치료제이다. 프랑스에서는 잎은 의약이나 허브제품에 많이 사용된다. 영국에서는 가스찬데 소화불량 신경쇠약 우울증 등에 통용된다.

(8) 주요 치료성질
 ① 순환기계 : 해독, 면역계를 돕거나 활성화시킨다.
 ② 소화기계 : 복통 소화불량 메스꺼움에 사용한다.
 ③ 내분비계 : 평형 조절작용을 한다.
 ④ 신경계 : 중추신경의 진정, 충격이나 긴장을 해소해 준다.
 ⑤ 생식기계 : 월경주기 조절, 월경전증후군 완화, 배란조절, 음부 대상포진에 매우 효과가 있는 것으로 알려져 있다.
 ⑥ 피부 : 국부순환활성, 피를 깨끗하게 하고 해독하는데 사용한다.

(9) 주 의

　피부자극을 일으킬 수 있으므로 1% 이하에서 사용하는 것이 좋다.

50. Myrrh

(1) 과 명 : Burseraceae

(2) 학 명 : Commiphora myrrha

(3) 추출부위 : 나무줄기로부터 나오는 crude myrrh을 용매추출하면 resinoid, 수증기 증류하면 정유를 얻는다.

(4) 오일의 색 : 정유는 연황갈색

(5) 산지 : 북동아프리카와 서남아시아가 원산지이고 홍해지방에 많이 산재해 있다. 소말리아, 예맨, 에티오피아에도 자란다.

(6) 주성분 : 정유성분은 heerabolene, limonene, dipentene, eugenol, pinene, cinnamic aldehyde, cadinene, cumin aldehyde 등

(7) 민속 유래 : 중국에서는 관절염, 월경불순, 통증, 치질에 사용된다. 서구에서는 천식, 기침, 감기, 카타르, 약한잇몸, 종기 쑤심에 좋다고 한다. 나병을 치료하는데 사용되어 왔다. 영국에서는 입안의 궤양, 치육염, 인두염에 효과가 있다고 한다.

(8) 주요 치료성질
　① 순환기계 : 면역계를 돕는다.
　② 소화기계 : 아구창 소화관의 균과 싸우는데 유용하다.
　③ 근육계 : 따뜻하게 하는성질, 근육통과 염증을 감소시키는데 도움이 된다.
　④ 신경계 : 신경긴장을 진정시켜준다. 긴장완화, 집중력을 돕는다.
　⑤ 호흡기계 : 과도한 담을 건조 시키는데 좋고 기관지염, 천식, 입안의 궤양, 목 아픈데, 후두염, 잇몸질환에 사용된다.
　⑥ 피부 : 무좀, 갈라진 피부, 상처치유, 지성피부, 염증완화 여드름, 파괴

된 모세관, 도장 부스럼등에 사용한다.
⑦ 비뇨기계 : 비뇨기관의 감염에 사용한다.

51. Myrtle

(1) 과 명 : Myrtaceae

(2) 학 명 : Myrtus communis

(3) 추출부위 : 잎과 가지를 수증기 증류해서 얻는다.

(4) 오일의 색 : 담황색-황색

(5) 산지 : 북아프리카 원산으로 지금은 지중해 연안지방에서 자유롭게 자란다. 유럽의 정원에 허브로 재배된다. 정유는 주로 코르시카, 스페인, 튀니지아, 모로코, 이탈리아, 유고 프랑스에서 생산한다.

(6) 주성분 : Cineol, myrtenol, pinene, geraniol, linalool, camphene 등

(7) 민속 유래 : 잎과 열매는 말려서 설사 이질 피를 토하는데 사용된다. Dioscorides는 잎을 포도주에 온침시켜 만든 추출물의 형태로 폐나 방광염의 치료 처방에 이용하였다. 잎과 꽃들은 "angel's water"의 주성분이었고 16세기 스킨로션의 주성분이었다.

(8) 주요 치료성질
① 순환계 : 일반적인 순환의 활성, 해독, 림프계를 강화시킨다.
② 소화기계 : 장의 과도한 점액을 제거하고 소화기능을 강화시킨다.
③ 근육계 : 뇨산 제거를 돕고 근육통을 완화시킨다.
④ 호흡기계 : 호흡기를 강화시키고 담을 제거하는데 도움이 되며, 기관지염, 카타르증세에 도움이 되며 만성기침, 천식을 진정시킨다.
⑤ 피부 : 국부 순환을 진정시키고 지성피부 해독, 크린싱 작용을 한다.
⑥ 비뇨기계 : 비뇨기계 감염증 방광염, 요도염에 유용하다.

52. Neroli

(1) 과 명 : Rutaceae

(2) 학 명 : Citrus aurantium

(3) 추출부위 : 신선한 오렌지꽃을 수증기 증류해서 정유를 얻는다.

(4) 오일의 색 : 연황색

(5) 산지 : 극동지방이 원산지이고 지중성기후에서 잘 자라며 주생산지는 이탈리아, 튜니지아, 모로코, 이집트, 미국, 프랑스이다.

(6) 주성분 : Linalool(34%), linalylacetate(6~17%), limonene(15%), pinene, nerolidol, geraniol, nerol,indole, Methylanthranilate, citral, jasmone등

(7) 민속 유래 : 이 오일의 이름은 향수로서 이것을 사용한 이탈리아 nerola 왕비 이후에 neroli로 불리었으며, 그녀는 향을 사용한 장갑을 사용하였다. 오렌지꽃은 많은 민속적인 친밀감이 있는데 이 꽃은 신랑 신부가 신혼방에 들기 전에 정신불안을 진정시키기 위해 신혼부케로 사용된다. 유럽에서는 신경계의 활성을 위하거나 피를 깨끗이 해주는 것으로 마른 꽃을 in fusion시켜 사용한다. Orange flower water로 알려진 증류수는 화장품이나 생활용품의 한 품목으로 알려져 있다.

(8) 주요 치료성질
  ① 순환기계 : 피를 깨끗이 해주며 충격, 피의 흐름을 감소시키고 고혈압을 감소시킨다.
  ② 소화기계 : 간을 튼튼하게 하고 장을 진정시키고 대장염, 위의 근육경련을 완화해 주고 설사를 경감시킨다.
  ③ 신경계 : 교감신경진정, 진경효과, 진정효과가 있다.
  ④ 생식기계 : lavender, geranium오일의 보조제로 월경을 동반한 정서상태를 완화해준다.
  ⑤ 호흡기계 : 숨가쁜 것을 진정시켜준다.
  ⑥ 피부 : 수렴과 tonic효과를 주며 stretch mark를 경감해 준다.

⑦ 신경계 : 탁월한 항우울작용과 스트레스, 불면증, 노여움 등 모든 정서적인 증상에 탁월한 효과가 있다.

53. Niaouli

(1) 과 명 : Myrtaceae

(2) 학 명 : Melaleuca viridiflora

(3) 추출부위 : 신선한 잎과 가지를 수증기 증류해서 정유를 얻는다.

(4) 오일의 색 : 무색-담황색

(5) 산지 : 호주 new Caledonia, 프랑스영 pacific islands원산. 정유의 주산지는 호주와 tasmania이다.

(6) 주성분 : cineol(50~65%), terpineol, pinene, limonene, terebenthene, valeric ester, citrene, acetic ester, butyric ester등

(7) 민속 유래 : 여러 가지 치료에 이용된다. 통증, 쑤심, 호흡기, 빈데, 전염병에 사용된다. Gomenol이라는 이름은 프랑스영 동인도 제국에 있는 gomen으로부터 선적되는 사실로부터 연유되었다.

(8) 주요 치료성질
① 순환기계 : 국부순환을 증진한다. 면역계를 돕는다. 흰피톨세포를 증가시킨다. 항생력을 증가시킨다. 감기 열 독감이 생길 때 림프계를 돕는다.
② 소화기계 : 장의 해독을 돕는다
③ 근육계 : 피곤하거나 과도한일로 인한 근육 통증을 위해 사용한다.
④ 호흡기계 : 기관지염과 같이 호흡기 전염에 좋은 효과를 준다.
⑤ 피부 : 여드름, 종기, 궤양, 피부염, 상처, 빈데 등의 치료를 위해 사용되며 조직을 치유하는데 도움을 준다.
⑥ 비뇨기계 : 비뇨기계 전염병, 방광염을 치료하는데 노움을 준다.
⑦ 정신계 : eucalyptus와 같이 머리를 깨끗이 하여 집중력을 높이는데 도움이 된다.

54. Nutmeg

(1) 과 명 : Myristicaceae

(2) 학 명 : Myrstica fragrans

(3) 추출부위 : 벌레 먹은 nutmeg씨와 말린 aril 또는 husk mace를 증류해서 얻는데 mace는 종자와 과육 사이에 있는 부분을 말하는데 향이 종자와 mace에 포함되어 있고 벌레들이 nutmeg씨에 있는 전분과 유지분을 먹어버리기 때문에 양질의 향을 얻을 수 있다.

(4) 오일의 색 : 무색-담황색

(5) 산지 : Moluccas와 주위의 섬들이 원산지이고 인도네시아, 스리랑카, 서인도제도에서 경작한다. 특히 grenada에서 많이 경작하며 미국 유럽에서 수입된 nutmeg로 증류한다.

(6) 주성분 : camphene, pinene, dipentene, sabinene, cymene, geraniol, safrol, borneol, linalool, terpineol, myristin, elemicin 등

(7) 민속 유래 : Nutmeg와 mace는 가정용 스파이스로 널리 사용된다. 그리고 수세기 동안 소화기 신장을 위해 치료제로 사용되어 왔다. 돼지기름과 같이 갈은 nutmeg는 치질에 사용되며, nutmeg의 비휘발성 오일은 비누초를 만드는데 사용된다. 영국생약에서는 가스찬 소화불량, 욕지기, 설사, 이질, 류마티스에 통용된다.

(8) 주요 치료성질
   ① 순환기계 : 관절염, 통풍, 근육통, 순환장애 등에 사용한다.
   ② 소화기계 : 헛배부름, 소화불량, 메스꺼움 등에 사용한다.
   ③ 면역계 : 세균성 감염에 사용한다.
   ④ 신경계 : 신경피로, 무기력, 신경통 등에 사용한다.

(9) 주 의
환각증상이나 지각을 잃게 되는 경우가 있기 때문에 주의를 요한다.

55. Bitter orange

(1) 과 명 : Rutaceae

(2) 학 명 : Citrus aurantium var.amara

(3) 추출부위 : 과피를 압착법에 의해 정유를 얻는다.

(4) 오일의 색 : 농황색-갈색

(5) 산지 : 극동의 중국, 인도가 원산지이며 지중해기후에 잘 적응해서 미국, 이스라엘, 남미에서 많이 자란다. 주생산국은 스페인, 기니아, 서인도제도, 이탈리아, 미국이다.

(6) 주성분 : Limonene, myrcene, camphene, pinene, ocimene과 alcohol, Aldehyde, ketone류가 포함되어 있다.

(7) 민속 유래 : 오렌지나 레몬은 심장을 강하게 하고 피의 응고를 줄여주는데 좋고 심계항진, 괴혈병, 황달, 출혈, 가슴앓이, 카타르 등에 유익하다. 항 괴혈병에 좋은 효력이 있고 내,외복으로 이용된다. 말린 껍질은 소화불량을 치료하는데 강장제나 구풍제로 사용된다. 중국에서는 말린 껍질이나 껍질이 자궁이나 항문이 처지는 것을 치료하는데 이용되며 설사와 혈변을 치료하는데 이용된다. 그러나 어린이들이 많은 껍질을 섭취하면 독성이 있다고 알려져 있다.

(8) 주요 치료성질
 • Sweet orange참조

(9) 주 의
 • 광독성이 있기 때문에 주의를 요한다.

56. Sweet orange

(1) 과 명 : Rutaceae

(2) 학 명 : Citrus sinensis

(3) 추출부위 : 압착법이나 수증기증류를 해서 정유를 얻는다.

(4) 오일의 색 : 황색-오렌지색

(5) 산지 : 중국이 원산지이고 미국의 캘리포니아에서 주로 생산된다. 지중해지방, 프랑스, 스페인, 이탈리아에서도 경작된다. 압착유는 이스라엘, 키프러스, 브라질, 북미에서 생산하고, 증류유는 주로 지중해와 북미에서 생산된다.

(6) 주성분 : Limonene이 주성분

(7) 민속 유래 : 비타민A,B,C가 포함된 영양이 풍부한 과일로 중국에서는 마른 껍질은 기침, 감기, 식욕감퇴, 가슴앓이 등에 사용한다. Li shih-chen은 말하기를 여러 종류의 citrus 과일들은 중국에서는 냉한 것으로 생각한다.라고 하였다. Sweet종들은 기관지 분비를 증진하고 sour종들은 거담효과를 증진한다. 그것들은 모두 갈증을 해소하고, 건위제, 구풍제로 이용한다.

(8) 주요 치료성질
  ① 피부 : 지성피부, 구강궤양 등을 위해 이용된다.
  ② 순환 근육 관절계 : 비만, 심계항진, 수분저지 등에 사용한다.
  ③ 호흡기 : 기관지염, 냉기등에 이용한다.
  ④ 소화기계 : 변비, 소화불량, 경련 등에 이용된다.
  ⑤ 면역계 : 감기, 독감 등에 이용된다.
  ⑥ 신경계 : 스트레스성 질환에 사용한다.

57. Oregano

(1) 과 명 : Labiate

(2) 학 명 : Origanum vulgare

(3) 추출부위 : 꽃핀 허브를 말려 수증기 증류해서 정유를 얻는다.

(4) 오일의 색 : 연황색

(5) 산지 : 유럽이 원산이고 미국, 인도, 남미를 포함해서 전 세계적으로 산재해 있다. 정유는 러시아, 불가리아, 이탈리아에서 주로 생산된다.

(6) 주성분 : Carvacrol, thymol, cymene, caryophyllene, pine, bisabolene, Linalool, geranylacetate, linalylacetate, terpene 등

(7) 민속 유래 : 이것은 고대 의학적인 평판을 가지고있는 허브로 소화기고장, 호흡기병, 감기, 폐결핵은 물론 목과 입의 염증에 전통적인 치료제로 사용되어 왔다. 중국에서는 열병, 구토, 설사, 황달, 가려운 피부를 치료하기위해 사용되어 진다. 희석된 오일은 외용제로 두통이나 류마티스, 일반적인 쑤심, 통증, 찔린데, 물린데 사용되어 왔다.

(8) 주요 치료성질
모든 피부와 점막에 독성이나 자극이 있으므로 사용하지 않는 것이 좋다.

58. Palmarosa

(1) 과 명 : Graminaceae

(2) 학 명 : Cymbopogon martini

(3) 추출부위 : 생 또는 마른 잎을 수증기 증류해서 정유를 얻는다.

(4) 오일의 색 : 황색-올리브색

(5) 산지 : 인도와 파키스탄이 원산지이고 지금은 아프리카, 인도네시아, 브라질, 코모로섬에서 자란다.

(6) 주성분 : Geraniol, farnesol, geranylacetate, methylheptenone, citronellol, Citral, dipentene, limonene 등

(7) 민속 유래 : Indian 또는 Turkish geranium이라고 불리어졌던 식물로 palmarosa가 봄베이로부터 홍해까지 배로 운반되고 부분적으로 육로로 콘스탄티노블과 불가리아에 이송되었을 때 이름 지어졌고 그곳에서 장미유에 섞기 위해 사용되었다.

(8) 주요 치료성질
   ① 피부 : 여드름, 피부염, 피부감염증, 상혼, 쑤시는데 주름, 세포재생, sebum생성을 조절하는데 사용한다.
   ② 소화기 : 식욕감퇴, 소화불량, 내부감염 등에 사용된다.
   ③ 신경계 : 신경쇠약, 스트레스성 증상에 사용된다.

59. Parsley

(1) 과 명 : Umbelliferae

(2) 학 명 : Petroselinum crispum

(3) 추출부위 : 씨로부터 수증기 증류해서 얻는다.

(4) 오일의 색 : 황색-황갈색

(5) 산지 : 지중해지방 특히 그리스가 원산이고 주로 캘리포니아 독일, 프랑스, 헝가리, 아시아 일부지역에 널리 경작된다. 오일 생산은 프랑스, 독일, 네델란드, 헝가리에서 행해진다.

(6) 주성분 : Apiol, myristin, tetramethoxyallylbezene, pine 등

(7) 민속 유래 : 이것은 식용으로 많이 사용하는 허브로 생 또는 마른 것을 사용한다. 이것은 영양분이 있는 식물로 비타민A, C가 많고 호흡을 깨끗하게 하기위해 사용된다. 허브와 씨는 의약적으로 신장과 방광에 이상이 있을 때 사용하나 역시 월경곤란, 소화불량, 관절염, 류마티스, 곱사병, 신경통에도 사용되어 왔다 이것은 모발성장을 자극하고 머리 이를 제거하는 데 도움이 된다. 뿌리는 영국 생약에서는 가스찬 소화불량에 특별히 통용된다.

(8) 주요 치료성질
  ① 순환 근육 관절 : 해독, 관절염, 파괴된 혈관, 류마티스, cellulites, 좌골신경통 등에 사용한다.
  ② 소화기계 : 복통, 헛배 부른데, 소화불량, 치질 등에 사용한다.
  ③ 생식 비뇨기계 : 월경불순, 방광염, 비뇨기 감염에 사용한다.

(9) 주 의
  임신부는 사용을 금해야 한다.

60. Patchouli

(1) 과 명 : Labiatae

(2) 학 명 : Pogostemon patchouli

(3) 추출부위 : 마른잎을 수증기 증류해서 정유를 얻는다.

(4) 오일의 색 : 붉은색-갈색

(5) 산지 : 열대아시아가 원산이고 특히 인도네시아, 필리핀 원산이며 원산지와 인도, 중국, 말레시아, 남미에서 광범위하게 경작되며 오일은 유럽과 미국에서 말린 잎으로부터 증류한다.

(6) 주성분 : Patchoulialcohol(40%), pogostol, bulnesol, patchoulenol, Bulnese, patchoulene 등

(7) 민속 유래 : 동양에서는 이 오일은 linen과 옷감의 냄새를 내는데 사용되고 병의 전염을 막는데 도움이 된다고 믿는다. 중국 일본 말레이시아에서는 이 허브는 감기, 두통, 메스꺼움, 구토, 이질, 복통, 악취 나는 입 냄새를 치료하는데 사용되며 뱀에 물린데 해독제로 사용된다.

(8) 주요 치료성질
  ① 피부 : 수렴효과와 처진 피부관리, 염증 있는 피부, 여드름, 무좀, 갈라진 피부, 습진, 진균감염을 치유하는데 사용된다.
  ② 호흡기계 : pine과 black pepper와 함께 써서 호흡기 염증을 감해주는데 사용한다.
  ③ 생식기계 : 월경통증과 감정을 진정시킨다.
  ④ 신경계 : 진정효과가 있다.

61. Peppermint

(1) 과 명 : Labiate

(2) 학 명 : Mentha x piperita

(3) 추출부위 : 꽃핀 전초를 건조 시켜 수증기 증류하여 정유를 얻는다.

(4) 오일의 색 : 무색-담황색

(5) 산지 : Mentha viridis 와 Mentha aquatica의 교배종으로 전세계적으로 생산되나 미국이 주산지이다

(6) 주성분 : Menthol(29~48%), menthone(30~31%), menthylacetate, cineol, Menthofuran, limonene, pulegone 등

(7) 민속 유래 : Mint는 예부터 중국과 일본 한국에서 경작해 왔다. 이집트에서 BC1000년 된 무덤에서 Peppermint의 한 종류를 확인하였다. 이것은 동서양 의학에서 널리 사용되어 왔는데 소화불량, 메스꺼움, 목의 통증, 설사 두통, 치통, 경련 등 여러 가지 병을 위해 사용되었다. 영국의 생약에서는 복통, 헛배 부른데, 감기, 임신구토, 월경불순 등에 통용된다.

(8) 주요 치료성질
 ① 피부 : 여드름, 피부병, 도장부스럼, 옴, 치통 등에 사용한다.
 ② 순환 근육 관절 : 신경통, 근육통, 십계항진 등에 사용된다.
 ③ 소화기계 : 복통, 경련, 소화불량, 구토 등에 사용된다.
 ④ 호흡기계 : 천식, 기관지염, 불쾌한 입냄새, 정맥두염, 기침 등에 사용된다.
 ⑤ 면역계 : 감기, 독감, 열병 등에 사용한다.
 ⑥ 신경계 : 두통, 정신적피로, 기절, 편두통, 스트레스, 현기증 등에 사용한다.

62. Petitgrain

(1) 과 명 : Rutaceae

(2) 학 명 : Citrus aurantium var. amara

(3) 추출부위 : 잎과 가지를 수증기 증류해서 정유를 얻는다.

(4) 오일의 색 : 담황색-갈색

(5) 산지 : 남중국과 북동인도가 원산지이고 제일 좋은 오일은 프랑스에서 생산되지만 북아프리카, 파라과이, 그리고 반 야생화된 하이티이 오일도 질이 좋다.

(6) 주성분 : Linalylacetate, geranylacetate, linalool, terpineol, nerolidol, Nerol, geraniol, farnesol, limonene 등

(7) 민속 유래 : 한 때는 cherry 크기의 익지 않은 오렌지 열매를 추출해서 얻었는데 이 때문에 petitgrain 또는 little grain이라고 하고 전통적인 오데코롱의 원료로 사용하였다.

(8) 주요 치료성질
   ① 소화기계 : 걱정 때문에 생긴 위의 탈을 진정시켜준다.
   ② 신경계 : 진정효과를 나타낸다.
   ③ 생식기계 : 내분비계의 균형을 잡아주는데 neroli나 geranium오일을 보조해주며 어린아이 분만시 진정효과를 주는 효과가 있다.
   ④ 피부 : 여드름 염증이 생긴 피부를 진정시켜 주며 지성피부 및 건성피부의 수렴효과가 좋다.

63. Pine

(1) 과 명 : Pinaceae

(2) 학 명 : Pinus sylvestris

(3) 추출부위 : 솔잎을 수증기 증류해서 정유를 얻는다.

(4) 오일의 색 : 무색

(5) 산지 : 유라시아가 원산지이고 미국동부, 유럽, 러시아, 핀란드, 스칸디나비아에서 경작된다.

(6) 주성분 : Pine, carena, dipentene, limonene, terpinene, myrcene, ocimene, Camphene, sabinene, bornylacetate, cineol, citral, chamazulene

(7) 민속 유래 : 이것을 미국 원주민은 이나 벼룩을 퇴치하기 위해 mattress에 넣어 사용하였다. 흡입제로 기관지 카타르 천식 등을 감소시키는데 도움을 준다. 솔방울은 결핵의 회복에 도움이 되고 오랫동안 병을 앓아온 후 회복하는데 도움이 된다고 알려져 있다.

(8) 주요 치료성질
　① 순환기계 : 일반적인 순환을 돕고 피를 깨끗이 해주며 해독작용이 있다.
　② 근육계 : 근육통과 뇨산축적을 막아준다.
　③ 신경계 : 머리신경통, 신경쇠약에 좋다.
　④ 생식기계 : 어린아이를 분만하는데 도움을 준다.
　⑤ 호흡기계 : 호흡을 도와주며 천식, 기관지염, 카타르, 기침, 정맥두염, 목아픔과 호흡기계를 깨끗하게 해준다.
　⑥ 피부 : 과도한 땀, 옴, 통증, 피부를 깨끗하게 해주며 해독작용이 있다.

(9) 주 의
　피부염이나 다른 염증 알레르기 피부에는 사용을 피하고 dwarf pine은 피부에는 사용해서는 안 된다.

64. Ravensara

(1) 과 명 : Lauraceae

(2) 학 명 : Ravensara aromatica

(3) 추출부위 : 잎을 수증기 증류해서 정유를 얻는다.

(4) 오일의 색 : 무색

(5) 산지 : Madagascar가 원산지이고 Reunion섬과 Mauritius에서 경작된다.

(6) 주성분 : Pine,sabinene(13.5~15%), α-terpineol(6~7%), terpenylacetate terpinen-4-ol(2%), 1,8-cineol(61%)

(7) 민속 유래 : 이 이름은 madagascar어인 ravina(잎)과 tsara(좋은)의 합성어인데 예부터 약이나 식향을 내는데 과일 잎 나무껍질 등을 사용해 오고 있다. 18세기 baume라는 프랑스 과학자가 나무껍질로부터 오일을 증류하였다. 이 오일은 antiviral 효과와 면역활성 능력이 있어 독감이나 유사한 감염에 효과적이다.

(8) 주요 치료성질
  ① 순환기계 : 순환을 활성화하고 면역계를 활성화한다.
  ② 근육계 : 근육통증을 완화해 준다.
  ③ 호흡기계 : 감기, 기관지염, 천식, 후두염을 경감시킨다.
  ④ 피부 : 여드름 피부에 만 쓸 수 있다.
  ⑤ 비뇨기계 : 비뇨기 감염증에 효과가 있다. 여성의 비뇨기 감염증에 효과가 있다.
  ⑥ 신경계 : 불면증 등에 좋다.

65. Rose de mai(French rose)

(1) 과 명 : Rosaceae

(2) 학 명 : Rosa x centifolia

(3) 추출부위 : 꽃을 수증기 증류하거나 용매 추출해서 얻는데 수증기 증류해서 얻는 오일은 정유이고 용매 추출해서 얻는 것은 absolute라고 한다.

(4) 오일의 색 : 정유는 담황색 absolute는 황적색을 띤다.

(5) 산지 : Rose가 경작되기 시작된 때는 고대 페르시아로 알려져 있고 주로 프랑스, 모로코, 튜니지아, 이탈리아, 유고, 중국에서 재배되며 모로코, 프랑스, 이탈리아, 중국에서 생산된다.

(6) 주성분 : Citronellol(18~2%), phenylethylalcohol(63%), geraniol, Nerol (10~15%), stearoptene(8%), farnesol(0.2~2%) 등

(7) 민속 유래 : 중세기까지 장미는 matria-medica(약물학)에서 필수적인 역할을 하였다. 예를 들면 소화기계통, 월경곤란, 두통, 신경긴장, 간장충혈, 순환기쇠약, 열병, 눈병, 그리고 피부병 등 광범위하게 사용되었다. 장미와 관련된 상징적의미는 사랑과 미의 여신인 venus와 전통적으로 관계된 그 어느 식물보다 가장 풍부하고 가장 복잡한 것 중의 하나이다. 그리고 우리가 살고 있는 유물론 시대에서는 장미유는 화장품 산업에서 남성 향수에 46% 여성 향수에 98% 사용되며 프랑스 또는 모로코 장미는 마취성이 있고 최음제로서의 평판이 있다.

(8) 주요 치료성질
  • Damask rose(Bulgarian rose) 참조

66. Damask rose(Bulgarian rose)

(1) 과 명 : Rosaceae

(2) 학 명 : Rosa x damascena

(3) 추출부위 : 꽃을 수증기 증류 또는 용매추출로 얻는다.

(4) 오일의 색 : 정유는 담황색, absolute는 황적색

(5) 산지 : 동양이 원산지로 알려져 있으며 주로 불가리아, 터키, 프랑스에서 재배되며 유사한 타입이 중국, 인도, 러시아에서 자란다. 그러나 인도는 rose water와 aytar(rose otto와 sandalwood혼합물)만 생산한다.

(6) 주성분 : Citronellol(34~55%), geraniol과 nerol(30~40%), stearoptene (16~22%), phenylethylalcohol(1.5~3%), farnesol(0.2~2%) 등

(7) 민속 유래 : 장미유는 그 자체로 열이 있는 염증이나 부풀어 오르는데 시원하게 하기위해 사용한다. 그리고 상처까지 체액이 흐르는것을 묶어두거나 멈추게 하기위해 사용된다. 장미열매는 주로 비타민C의 양이 높기 때문에 영국생약에서 지금도 통용된다.

(8) 주요 치료성질
① 소화기계 : 정서적인 스트레스와 관련된 위의 진정효과나 염증을 완화시켜준다.
② 내분비계 : 호르몬조절, 월경의 불규칙한 것을 조절하는데 도움을 준다.
③ 순환기계 : 일반적인 순환을 증진하고 동맥정맥을 활성화시키고 피를 깨끗이 한다.
④ 생식기계 : 불감증, 최음작용, 월경전증후군, 불감증, 불임에 도움을 준다.
⑤ 호흡기계 : 염증완화, 천식, 경련 등에 효과가 있다.
⑥ 피부 : 파괴된 모세혈관 결막(water), 건성피부, 습진, 주름, 항균효과 등이 있다.
⑦ 신경정신계 : 우울증, 충격, 슬픔, 불면증 등에 사용한다.

67. Rosemary

(1) 과 명 : Lamiaceae(Labiate)

(2) 학 명 : Rosmarinus officinalis

(3) 추출부위 : 꽃핀 부분이나 전초를 수증기 증류해서 정유를 얻는다

(4) 오일의 색 : 무색-담황색

(5) 산지 : 지중해원산으로 캘리포니아, 러시아, 중동, 영국, 프랑스, 스페인, 포르투갈, 유고, 유고, 모로코, 중국 등에서 자라며 주요생산국은 프랑스, 스페인, 튜니지아 등이다.

(6) 주성분 : Pinene, camphene, limonene, cineol, borneol, camphor, linalool, Terpineol, octanone, bornylacetate 등

(7) 민속 유래 : 음식물이나 의약품 등에 사용한 식물 중의 하나이며 잔가지가 고대 그리스에서 성당이나 묘지에서 분향되었다. 분향은 중세시대에는 악마를 쫓기 위해 사용되어졌다. 이것은 호흡기계, 순환기병, 간응혈, 소화나 신경성병, 근육이나 류마티스통증, 피부나 모발의 병을 치료하기 위해 사용되어 왔다. 영국 생약에서는 일반적인 신경쇠약에 의한 우울증, 심장혈관의 쇠약증세에 통용된다.

(8) 주요 치료성질
 ① 순환기계 : 순환활성, 피의 해독에 사용된다.
 ② 소화기계 : 대장염, 소화불량, 가스찬데, 간의 질병, 황달 간의 활성, 소화기계의 근육경련 등에 사용된다.
 ③ 근육계 : 신경쇠약, 두통, 고혈압, 신경통, 정신피로, 극도의 피로, 스트레스 관련된 증세 등에 이용된다.
 ④ 호흡기계 : 감기, 기관지염 등을 치유하는데 보조역할을 한다.
 ⑤ 피부 : 여드름, 비듬, 피부병, 피부염, 습진, 모발성장, 피부순환 과도한 피지분비 등에 사용한다.

68. Rosewood

(1) 과 명 : Lauraceae

(2) 학 명 : Aniba rosaedora

(3) 추출부위 : 나무를 잘게 쪼개어 수증기 증류해서 정유를 얻는다.

(4) 오일의 색 : 무색-담황색

(5) 산지 : 아마존 지역이 원산지이고 브라질과 페루가 주산지이다.

(6) 주성분 : Linalool(90~97%), cineol, terpineol, geraniol, limonene, pinene Citronellal 등

(7) 민속 유래 : 건물 조각, 프랑스의 cabinet 제조에 사용되었고 최근에는 젓가락을 만들어 일본에 대부분 보내진다.

(8) 주요 치료성질
  ① 순환기계 : 자정능력을 보조하며 면역력을 돕는다.
  ② 근육계 : 근육의 문제점을 치유하는데 효과가 좋고 염증을 완화시킨다.
  ③ 신경계 : 진정효과, 항우울증, 정서적인 각성을 진정시킨다.
  ④ 호흡기계 : 호흡기계 및 목의 건조를 완화시킨다.
  ⑤ 생식기계 : 불감증 무기력에 유효하다.

69. Sage

(1) 과 명 : Lamiaceae

(2) 학 명 : Salvia officinalis

(3) 추출부위 : 마른잎을 수증기 증류해서 정유를 얻는다.

(4) 오일의 색 : 담황색

(5) 산지 : 지중해지방이 원산지이고 전세계적으로 자생하며 특히 알바니아, 유고, 그리스, 이탈리아, 터키, 프랑스, 중국, 미국 등에서 재배된다.

(6) 주성분 : Thujone(42%), cineol, borneol, caryophyllene 등.

(7) 민속 유래 : 식용이나 의약용 식물로 평판이 있고 여러 가지 병에 사용되었는데 호흡기병, 월경곤란, 소화질환 등에 사용되었다. 이것은 기억력과 감각을 강하게 한다고 믿었다. 이것은 영국의 생약에서는 입의 염증, 혀 목의 염증에 아직도 통용되고 있다.

(8) 주요 치료성질

(9) 주 의
   • Aromatherapy에서는 사용하지 않는 것이 좋다.

70. Sandalwood

(1) 과 명 : Santalaceae

(2) 학 명 : Santalum album

(3) 추출부위 : 뿌리나 나무를 말려 가루로 만들고 수증기 증류해서 정유를 얻는다.

(4) 오일의 색 : 담황색-갈색

(5) 산지 : 열대아시아가 원산지이고 인도가 주요생산국이며 인도의 mysore지방이 가장 좋은 질의 정유를 수출하며 약간의 오일이 유럽과 미국에서 증류된다.

(6) 주성분 : Santalol(90%), santene, teresantol, tricycloekosantelol, borneol, Santalone 등

(7) 민속 유래 : 적어도 4000년 정도 중단 없이 사용되어 온 가장 오래된 향료물질중의 하나이다. 이것은 훈향제로서 화장품, 향수, 시체방부제로서 동양에서는 사용되고 있다. 건축물 특히 사원건축물에 통용되고 있다. 중국에서는 위통, 구토, 임신, 콜레라, 피부질환을 치료하는데 사용된다. Ayuvedic 전통에서는 주로 비뇨기와 호흡기질환 급성과 만성의 설사에 주로 사용되었다.

(8) 주요 치료성질
  ① 소화기계 : 설사, 욕지기를 진정시키는 데 유용하다.
  ② 신경계 : 스트레스, 불면증, 신경긴장을 치유하는 데 쓰일 수 있다.
  ③ 생식기계 : 통증, PMS를 진정시키고 어린아이 분만시 진정효과가 있다.
  ④ 호흡기계 : 호흡기계가 건조하거나 염증 즉 기관지염, 과도한 카타르 등에 사용한다.
  ⑤ 피부 : 건성피부 및 갈라진 피부, 여드름에 효과가 있다.
  ⑥ 비뇨기계 : 신장 방광에 활성을 주며 방광염, 요도염에 효과적이다.

71. Spearmint

(1) 과 명 : Lamiaceae

(2) 학 명 : Mentha spicata

(3) 추출부위 : 꽃핀 전초를 수증기 증류해서 정유를 얻는다.

(4) 오일의 색 : 담황색

(5) 산지 : 지중해지방이 원산지로 유럽, 서아시아, 중동에서 자생한다. 미국에 소개되어 flavour로서 보편화되어 있고 미국 midwest와 항거리, 스페인, 유고, 러시아, 중국에서 오일을 생산한다.

(6) 주성분 : 1-carvone(50~70%), dihydrocarvone, phellandrene, limonene, menthone, menthol, pulegone, cineol, linalool, pinene 등

(7) 민속 유래 : 요리용으로 전세계에서 사용하고 있는 허브로서 그리스에서 강장제와 목욕물에 향기를 부여하기위해 사용되었다. 증류수는 딸꾹질, 복통, 욕지기, 소화불량, 가스찬배 등을 경감시켜주기 위해 사용되었다. 앞이마와 관자놀이 부위에 사용하면 머리의 통증을 완화해 준다. 어린아이의 머리를 씻어주는데 좋고 어떤 형태의 돌발통증, 피부병, 머리를 편안하게 해주는데 사용된다.

(8) 주요 치료성질
   ① 피부 : 여드름 피부염 충혈된 피부에 이용된다.
   ② 소화기계 : 복통, 소화불량, 가스찬데, 구토 등에 이용한다.
   ③ 호흡기계 : 천식, 기관지염, 카타르질환, 정맥두염 등에 사용된다.
   ④ 면역계 : 감기, 열병, 독감등에 이용된다.
   ⑤ 신경계 : 피로, 두통, 스트레스, 편두통, 신경쇠약 등에 이용한다.

72. Tagetes

(1) 과 명 : Compositae

(2) 학 명 : Tagetes minuta

(3) 추출부위 : 전초를 수증기 증류해서 정유를 얻는다.

(4) 오일의 색 : 황색-짙은 오렌지색

(5) 산지 : 남미 멕시코 원산이고 지금은 전세계에서 자란다. 정유는 남아프리카, 프랑스, 알젠틴, 이집트에서 생산되고 absolute는 나이제리아와 프랑스에서 생산된다.

(6) 주성분 : Tagetone(주성분), ocimene, myrcene, linalool, limonene, citral, Pinene, carvone, camphene, valericacid, salicylaldehyde 등

(7) 민속 유래 : 인도에서 자라는 French marigold의 꽃핀 부분을 용매가 있는 탱크속으로 증류시키는데 이것은 인도에서 대중적인 향수인 'attar genda'를 생산하기 위해서다. 중국에서는 Africa marigold의 꽃을 백일해, 감기, 복통 이하선염, 귀앓이, 유선염에 사용하는데 decoction의 형태로 사용한다.

(8) 주요 치료성질
① 순환기계 : 면역계를 돕는다.
② 근육계 : 근육피로, 과도한 운동으로 인한 피로에 사용한다.
③ 신경계 : 신경피로 재활성에 효과가 있다.
④ 호흡기계 : 거담작용과 카타르를 완화시킨다.
⑤ 피부 : 염증, 무좀, 피부염을 완화시키고 지성피부에 좋으며 국부순환에 좋다.
⑥ 비뇨기계 : 비뇨기관 전염에 유용하다.

73. Tea tree

(1) 과 명 : Myrtaceae

(2) 학 명 : Melaleuca alternifolia

(3) 추출부위 : 잎과 가지를 가지고 수증기 증류해서 정유를 얻는다.

(4) 오일의 색 : 담황색-녹색

(5) 산지 : 호주가 원산지로 주로 new south wales가 원산지이며 다른 좋은 그 밖에 지역에서 경작되며 M.alternifolia 는 호주 밖에서는 생산되지 않는다.

(6) 주성분 : Terpinen-4-ol(30%), cineol, pinene, terpinene, cymene 등

(7) 민속 유래 : 이 이름은 지역적으로 잎을 사용해서 herbal tea형태로 사용한데서 유래되었고 tea tree에 대한 현재의 지식과 사용은 호주의 원주민들에 의해 사용한 오랜 역사를 가진 것이다. 이것은 최근에 과학적인 방법에 의해 광범위하게 연구되어 왔는데 그 결과는
① 박테리아, 곰팡이, 바이러스와 같은 전염성 유기물에 활성을 가지고 있다.
② 강력한 면역활성제로서 몸이 유기물에 의해 위협 받으면 대응력을 증가시킨다.

(8) 주요 치료성질
① 순환기계 : 면역계를 활성 강화하고 일반적인 피와 림프의 순환을 활성화 한다.
② 소화기계 : 위의 병원균을 처리한다.
③ 근육계 : 근육통에 효과가 좋고 요산 축적을 해소시킨다.
④ 호흡기계 : 감기, 독감, 기관지염, 정맥두염 등에 효과가 우수하다.
⑤ 피부 : 여드름, 손발톱무좀, 지성피부, 무좀, 백선에 효과가 있다.
⑥ 비뇨기계 : 방광염, 요도염, 요도관감염증, 신장을 깨끗이 하고 결식을 없애는 데 도움이 된다.

74. Thyme

(1) 과 명 : Labiatae

(2) 학 명 : Thymus vulgalis

(3) 추출부위 : 잎과 꽃핀 부분을 수증기 증류해서 정유를 얻는다. Crude 상태는 red thyme이라고 하고 재증류 또는 정제하면 white thyme이 된다.

(4) 오일의 색 : Red thyme : 적색 또는 갈색-오렌지색, White thyme : 무색-담황색

(5) 산지 : 스페인과 지중해지방이 원산지이고 지금은 소아시아, 알제리아, 터키, 튜니지아, 이스라엘, 미국, 러시아, 중국, 유럽중부에 걸쳐 볼 수 있다.

(6) 주성분 : Thymol과 carvacrol(60%), cymene, terpinene, camphene, Linalool 등이며 chemotype별로 보면 linalool, thymol Thujanol-4타입으로 나눌 수 있다.

(7) 민속 유래 : 서구 herb medicine중에서 가장 오래된 것 중의 하나로 주요 응용분야는 호흡기질환, 소화기질환, 전염병을 막거나 치료하는데 있다. 영국 생약에서는 소화불량, 만성위염, 기관지염, 천식, 어린이설사, 후두염, 편도선염 유뇨증(어린이)에 사용된다.

(8) 주요 치료성질
 ① 순환기계 : 림프계활성, 면역력증강, 통풍, 부종, 순환불량 등에 이용된다.
 ② 소화기계 : 설사, 소화불량, 소화기활성, 구풍, 구충 등에 사용한다.
 ③ 근육관절 : 관절염, 비만, cellulites, 근육통, 요산 등에 사용한다.
 ④ 호흡기계 : 기관지염, 인두염, 과도한 점액분비 등에 사용한다.
 ⑤ 피부 : 종양, 여드름, 타박상, 화상, 빈데, 습진, 벌래물린데 등에 사용한다.
 ⑥ 비뇨기계 : 방광염, 비뇨기계를 활성화 하는데 사용한다.

(9) 주 의

• 피부나 점막에 사용 시는 독성이 있기 때문에 주의하여야 한다.

75. Vetiver(vetivert)

(1) 과 명 : Gramineae(Poaceae)

(2) 학 명 : Vetivera zizanoides

(3) 추출부위 : 뿌리와 잔뿌리를 잘말려서 수증기 증류해서 정유를 얻는다.

(4) 오일의 색 : 황색-오렌지색

(5) 산지 : 인도남부, 스리랑카, 인도네시아가 원산지이고 Reunion, 필리핀, 코모로섬, 일본, 서아프리카, 남미에서 재배되며 정유는 자바, Haiti, Reunion에서 주로 생산된다.

(6) 주성분 : Vetiverol, vetivone, terpinene, vetivene 등

(7) 민속 유래 : 가는 뿌리는 동양에서는 예부터 그들의 향수를 위해 사용되어 왔다. 그것들은 해충으로부터 가축을 보호하기 위해 사용된다. 그리고 풀의 fiber는 향기로운 방석을 위해 쓰여진다. 인도 스리랑카에서는 평온의 오일이라고 알려져 있다.

(8) 주요 치료성질
  ① 근육계 : 근육통 완화, 삔데, 근육이 굳어지거나 관절염 에 사용된다.
  ② 피부 : 여드름완화, 염증, 지성피부, 상처치유에 사용된다.
  ③ 정신계 : 집중력, 안정감, 걱정 등에 사용된다.

76. Yarrow(Milfoil)

(1) 과 명 : Compositae

(2) 학 명 : Achillea millefolium

(3) 추출부위 : 꽃핀 전초를 수증기 증류해서 정유를 얻는다.

(4) 오일의 색 : 청색

(5) 산지 : 유라시아가 원산지이고 독일, 헝가리, 프랑스, 유고, 미국, 아프리카에서 정유가 생산된다.

(6) 주성분 : Azulene(50%이하), pinene, caryophyllene, borneol, terpineol Cineol, bornylacetate, camphor, sabinene 등

(7) 민속 유래 : 여러 가지 질병에 사용되어 온 herb medicine이다. 열, 호흡기 전염병, 소화질환, 신경성 긴장, 외용제로는 상처, 발진, 부상 등에 사용된다. 중국에서는 월경문제 치질, 노르웨이에서는 류마티스에 사용하고 영국에서는 고혈압으로 인한 혈전증 등에 이용된다.

(8) 주요 치료성질
　① 순환기계 : 일반적인 순환의 활성화, 피의 재생, 동상 등에 사용한다.
　② 소화기계 : 변비완화, 과도한 가스, 치질, 소화불량, 소화제로 이용한다.
　③ 근육계 : 근육염증, 관절염, 류마티스, 근육통에 사용한다.
　④ 신경계 : 신경긴장, 민감성성질 등을 완화한다.
　⑤ 호흡기계 : 호흡기계의 염증완화, 기관지염, 기침완화 등에 사용된다.
　⑥ 피부 : 염증에 좋고 피부염, 여드름, 화상, 빈데, 흉터, 상처 등에 이용된다.
　⑦ 비뇨기계 : 방광염이나 기타 비뇨기계 질환에 과도한 분비의 조절에 좋다.

77. Ylang Ylang

(1) 과 명 : Anonaceae

(2) 학 명 : Cananga odorata var.genuine

(3) 추출부위 : 신선한 꽃을 수증기 증류해서 정유를 얻는다.

(4) 오일의 색 : 무색 - 담황색

(5) 산지 : 열대아시아 특히 인도네시아 필리핀이 원산지이고 주요 정유생산국은 마다카스카르 Reunion, 코모로이다.

(6) 주성분 : Methyl benzoate, methyl salicylate, methyl paracresol, eugenol Benzylacetate, geraniol, linalool, pinene, cadinene 등

(7) 민속 유래 : 인도네시아에서는 이 꽃은 신방의 침실에 뿌린다. Molucca섬에서는 화장품, hair care, 피부병을 위해 이 꽃과 cucuma꽃을 가지고 연고가 만들어 진다. 이것은 열병과 전염병을 예방하기 위해 이용된다. 빅토리아 시대에는 헤어오일(Macassar oil)에 이 오일을 이용하였다. 또한 벌레 물린데도 이용되었다.

(8) 주요 치료성질
   ① 순환기계 : 고혈압을 낮추는데, 심계항진 등에 이용된다.
   ② 내분비계 : geranium과 lavender와 함께 호르몬조절을 해준다.
   ③ 신경계 : 스트레스, 신경긴장에 효과가 좋다.
   ④ 생식기계 : 불감증을 치료하며 성적인 문제를 받아들이는 데 어려운 사람을 돕는다.
   ⑤ 피부 : 염증 여드름, 튼 피부에 사용한다.
   ⑥ 정신계 : 걱정, 노여움 등을 진정시키고 우울증을 진정시키며 가장 좋은 최음제로 생각된다.

제7장 정유의 치유성질

건강이나 화장을 목적으로 향료를 사용한 것은 고대 이집트 시대까지 거슬러 올라갈 수 있고 중세에서는 조향사들은 향료가 흑사병에 대하여 가장 강력한 면역력을 가지고 있다고 하였다. 20세기 초에 정유의 소독효과(항균효과)에 대한 과학적인 발표가 있었으며 정유의 연구에 있어서 일반적인 흥미는 20세기 중반에 최고수준에 달했다.

정유를 가지고 전염병을 임상적으로 치료를 시작한 프랑스에서 aromatherapy의 부흥이 계속되고 식물성약품과의 통합이 급속히 진행되었다. 그사이에 정유를 이용한 박테리아감염의 치료는 잘 완성되었고, 관심은 퇴행성 질환과 바이러스질환의 연구에 초점이 맞추어져 있다.

독일에서는 식물성약품에 관한 연구가 이루어져 왔는데 식물물질을 통해 비특정 면역활성에 관한 연구가 이루어지는 동안에 May와 Willuhn은 어떤 식물추출물은 바이러스 활성을 정지시키는 효과가 있다는 것을 확인하였다. 그 결과 Melissa official을 이용한 효과적인 herpes 크림이 개발되었다.

정유와 정유에 함유된 Terpenoid 화합물들이 항바이러스 성질을 가지고 있다는 것도 확인되었다.

1. 정유의 치료학적 고찰

(1) Antiseptic(방부) 및 antibacterial(항균) 효과

정유의 antiseptic 및 antibacterial 효과에 대한 실험은 1세기 이상 전부터 행해져 오고 있다. 그 중에서 실험의 효시라고 할 수 있는 사람은 1881년에 탄저병의 원인균인 Anthrax bacillus균에 대한 turpentine의 효과를 조사한 Koch와 1887년 cinnamon오일, angelica오일, geranium오일의 Anthrax bacillus에 대한 활성을 조사한 Chamberland이다. 그 후 수많은 사람들이 정유의 antiseptic(방부)과 antibacterial(항균)효과를 조사해 왔다.

그 정유의 효과는 phenol계수에 의하여 하기에 표시된 바와 같이 정유에 따라 차이가 있다.

정 유	유리 합성향	phenol계수
aniseed		0.4
peppermint		0.7
	methol	0.9
lavender		1.6
lemon		2.2
	cinnamic aldrhyde	3.0
	citral	5.2
	camphor	6.2
clove		8.0
	eugenol	8.6
fennel		13.0
thyme		13.2
	thymol	20.0
	합성 chloro thymol	75.0

위 표는 phenol 계수는 phenol의 antiseptic(방부) 효과를 1로 하였을 때를 비교하여 1 이상이면 phenol 보다 강함을 나타낸다.

정유가 밀폐된 공간에서 향기를 내면서 살균소독 효과를 준다는 것도 1954년에 Keller와 Kober에 의하여 알려졌다.

따라서 환자의 방이나 리셉션룸 휴게실 등 여러 사람이 많이 모이는 곳에 정유를 사용하는 것이 이상적이라고 할 수 있다.

물론 Janssen이나 Scheffer, Baerhrin이 발표한 평론에서 1976~1986년에 발표한 antibacterial(항균) 효과의 문제점, 즉 실험법, 배양매체, 실험하는 균의 변종 등을 열거해서 문제점을 지적하였지만 정유가 활성을 갖는 것은 부인하지 못한다.

(2) Analgesic(진통) 성질

많은 정유들이 진통효과를 어느 정도 가지고 있으나 그 효과가 왜 나타나는지는 한가지 이유만으로 설명하기는 힘들다.

이것은 통증자체가 복잡하기 때문이다. 정유가 진통작용을 갖는 것은 정유의 항염효과, 순환효과, 해독작용 그리고 마취작용 때문일 수도 있다고 생각된다.

clove 오일에 있는 eugenol이 치통을 진정시키기 위해 사용한다는 것과 wintergreen(주성분 : methyl salicylate)이 근육통을 완화시키기 위해 사용한다든지 박하뇌(menthol)가 두통을 위해 특별히 사용된다는 것은 잘 알려진 사실이다. 피부에는 terpene이 풍부한 오일이 진통효과를 가지고 있고 특별히 p-cymene이 포함된 것들이 진통효과를 가지고 있다. 많은 aromatherapist들이 tea tree 오일이 진통효과가 있다고 보고하고 있다. azulene과 chamazulene 역시 피부에 이 효과를 주기위해 사용할 수 있는데 항염효과가 있기 때문일 수도 있다.

몇 몇 정유는 통증완화를 이끌어 내는 진정작용 또는 마취작용을 가지고 있는데 roman chamomile, ylang ylang, mandarine, bergamot 등을 들 수 있다.

Roulier에 의하면 진통작용이 있는 정유는 white birch, chamomile, frankincense, wintergreen, clove, lavender, mint 등을 들 수 있다.

(3) Antifungal(항진균) 성질

많은 정유들이 항진균 특성을 가지고 있는 것으로 보고 되어 왔고 많은 조사가 이루어져 왔다.

1936년도에 Schmidt는 cinnamon, clove, fennel, thyme의 멸균(곰팡이), 정균(곰팡이)효과를 확인하였는데 이 정유들은 1956년 Gildmoister와 Hoffmann에 의해 candida albicans, sporotrichon, Trichophyton과 같은 진균에 활성을 나타냄을 확인하였다.

그 후 1970년 대 중반과 1980년대 중반에 Szalontai 등과 Janssen 등이 german chamomile과 그 성분인 chamazulene과 (-)-a-bisabolol이 Trichophyton rubrum, T. mentagraphytes, T.tonsurans,T.quinckeanum과 Microspum canis와 같은 진균에 대해서 활성을 나타냄을 확인하였다. 또 1975년도

Pellecuer 등에 의해 winter savory가 candida 진균에 활성이 있는 것을 확인하였다.

그리고 정유에 있는 화합물 특히 aldehyde류와 ester류가 candida감염을 포함해 여러 가지 진균에 대해서 활성이 있는 것으로 Maruzella, Thompson과 cannonrh, Lallondo, Calvo 등에 의해 확인하였으며 Tea tree 오일도 candida 진균에 감염된 음부감염에 관해서 조사하고 효과가 있는 것을 확인하였다.

Rosmary, savory, thyme도 항진균 효과가 있으며 basil도 항진균과 곤충 구충력이 있는 것으로 확인되었다.

(4) Anti-inflammatory 성질(항염작용)

Lavender와 german chamomile 오일은 sunburn이나 약한 화상과 곤충물린 것과 같은 약한 염증을 진정시키는데 널리 사용되었고 1983년 Jakovlev 등은 chamazulene을 함유한 yellow, chamomile과 arnica flower, turpentine의 항염효과를 보여주었다.

Chamazulene과 (-)-a-bisabolol은 german chamomile에서 볼 수 있는데 1988년 Weiss에 의해 항염증이 있음을 확인하였다.

Azulene은 sesquiterpene 유도체이고 $C_{15}H_{18}$로 표시할 수 있는데 Weiss에 의하면 guaiazulene이나 elemazulene은 항염효과가 없으며 (+)-a-bisabolol과 합성(-)-a-bisabol은 천연에서 얻은 것만큼 효과가 없다는 연구결과를 얻었다. 천연과 합성의 차이로 생각할 수 있는데 유사한 예가 D'arcy가 1993년도에 합성 myristicin은 환각작용이 없는데 nutmeg 오일에 4%포함 되어 있는 myristicin을 분리한 것은 환각작용이 있는 것을 확인한 것은 좋은 예라 할 수 있다.

(5) Antiviral(항바이러스) 성질

방향요법을 실행하는 대부분의 사람들은 herpes simplex virus I(입가에 나는 수포성 발진의 원인 바이러스)를 치료할 때 성공 하였다고 보고하고 있다.

그러나 사용된 정유의 선택이 일관성이 없는 것은 사실이다.

경험에 의하면 melissa officinalis와 eucalyptus smithii가 HSVI(herpes simplex virus I)에 대해서 도움이 된다는 것을 언제나 확인되었다.

Melissa가 antiviral 효과가 있다는 것을 1964년 Cohen 등과 1967년 Herrman & Kucera에 의해 실험한 결과로 확인 할 수 있었다.

Herpes zoster(대상포진의 원인 바이러스)에 대해서는 geranium 오일이 특별하게 추천되는데 재발을 막기위해 증세가 시작될 때 사용하면 가장 좋다. 일찍 사용하면 물집형성을 막고 통증이 가라 앉는다.

1985년, 1988년 Lembke & Deininger는 HSV에 대하여 실험한 결과 천연정유 성분중에서 anethole, b-caryophyllene, carvone, cinnamic-aldehyde, citral, citronellol, eugenol, limonene, linalool, linalylacetate, a-sabinene, g-terpinene 등이 활성이 있다는 것을 확인하였다.

또 다른 바이러스인 독감 바이러스에 대해서 1988년 Pandey 등은 lemongrass와 cornmint, vetiver 오일을 Vichkanova 등은 Eucalyptus viminalis, E.macarthurii, E.dalrympleana를 in vivo와 in ovo 실험한 결과 2가지 독감 virus A, A2형에 효과가 있는 것이 확인되었다.

그 밖에 인도, 러시아, 중국에서도 이와 관련된 보문이 있었고 1979년도에 스위스에서 정유를 사용한 antiviral 조제에 대한 특허가 출원되었다.

그리고 다음과 같은 정유들이 antiviral 성질을 가지고 있다고 언급되고 있지만 특별한 과학적인 data가 주어지고 있지 않다.

Aniba rosaedora, Cinnamomum camphora var.glavescens Hayata, Cinnamomum cassia, Cinnamomum zeylanicum, Cinnamomum zeylanicum ct. eugenol ,Cistus ladaniferus ct. pinene, Cistus ladanifera, Citrus limon, Corydothymus capitatus, Cmbopogon martinii var.motia, Cymbopogon martinii var. sofia, Eucalyptus polybractea ct.cryptone, Eucalyptus radiata, Hyssop officinalis var. decumbens, Hyssop officinalis, Lantana camara ct.davanone, Lavadula xIntermedia 'Reydovan', Ocimum gratissimum ct.eugenol, Ocimum gratissimum ct.thymol, Origanum heracleoticum, Ravensara aromatica, Satureia hortensis, Thymus vulgalis ct. ger aniol, Thymus vulgalis ct.linool, Thymus vulgalis ct. thujanol-4, Trac hyspermum ammi,

2. 소화기계에 미치는 영향

소화작용은 맛과 냄새에 의해 이루어지는 데 맛은 타액을 분비 촉진하고 냄새는 소화액분비를 자극한다. 물론 시각 또한 타액 및 소화액을 분비 촉진한다. 그러나 후각과 미각은 소화작용에서 없어서는 안되는 중요한 요소이다. 일반적으로 사람의 코가 차단되었을 때 음식의 맛을 잃게 된다. 따라서 후각이 소화기에 미치는 영향은 매우 중요하다. 많은 정유들이 후각을 자극하여 소화기에 강한 효과를 나타낸다. 그리고 식욕을 자극하는 데 사용되거나 위, 간장, 쓸개를 활성화 시키는 데 사용된다.

많은 정유들은 구풍작용이 강하고 위액분비나 담즙분비, 항균, 진정효과를 위해 사용된다. 위와 관련된 정유들은 caraway, coriander, fennel, anise, peppermint, basil, chamomile 등이 있다.

1932년에 Chabrol에 의하면 wild thyme(Thymus serpylum)이 담즙분비를 활성화 하는 것을 확인하였고 1966년 Zara와 1977년 Gershbein은 menthol과 thujanol-4를 포함한 정유들이 간의 기능에 유익하다는 것을 확인하였다. 일반적으로 citrus 오일들이 소화기계에 좋은 효과를 가지고 있고, 식욕증진 효과를 나타내는 데 오렌지가 내장연동운동을 강화하여 변비치료를 위해 이용되며 담즙 분비제로 이용할 수 있다는 것을 1982년 Duraffourd에 의해 제시되었으며, 소화불량 헛배 부른데 위경련에 이용된다고 Franchome과 Penoel에 의해 제시되었다.

rosemary는 간 기능을 증진시키는 것으로 알려져 왔다. 동물실험에서 rosemary를 정맥주입을 하면 담즙분비가 배가됨을 확인하였다(valnet 1980). 그리고 Lautie & Passbecq는 rosemary를 구풍제와 담즙분비제로 제시했으며 1982년도에는 Duraffourd가 rosemary를 담즙과 간장분비를 활성화시킨다고 언급하고 있다.

3. 호흡기계에 미치는 영향

호흡기계에는 향의 소독작용, 진경작용, 거담작용이 큰 역할을 한다고 볼 수 있다. 소독 살균작용의 예로서 bergamot 오일은 garlic 오일과 같이 디프테리아균에 효과가 있고 camphor 오일은 폐렴과 같은 폐감염에 효과가 있으며, eucalyptus류가 시험관에서 독감바이러스에 효과가 있는 것으로 Vichkanova 등에 의해 확인되었으며 일반적으로 cinnamon, eucalyptus,black pepper가 독감에 사용되는 것을 들 수 있다. 진경작용에 대한 실험에서 clary sage, fennel, peppermint, rose, thyme이 진경작용을 나타냈다(1968 불가리아).

거담작용에 관한 연구는 1946년 캐나다인 E.M.Boyd와 G.L.Pearson에 의해 행한 실험에서 lemon,eucalyptus가 호흡기관의 분비액의 분비증가를 촉진하는 것을 확인하였고, 그 후 1968년 Boyd와 E.P.Sheppard에 의해 행한 실험에서도 eucalyptus 오일이 호흡기관 분비액을 증가시키는 것을 확인하였다.

1970년 역시 Boyd와 Sheppard에 의해서 행한 실험에서 토끼에게 수증기 흡입방법으로 lemon을 흡입시키면 호흡기 분비액양이 증가됨을 확인하였다. 이 이외에도 민속관습적으로 호흡기에 사용하는 향료들이 많다. 또 사용하는 방법도 흡입이외에 등뼈 마사지, 목 부분을 마사지하여 사용할 수 있다.

4. 심장 및 순환기계에 미치는 영향

순환기계는 혈액을 몸의 구석구석까지 운반한다. 순환기계는 영양을 공급하거나 조직의 폐기물을 깨끗하게 해 주거나 림프액 등을 날라주는 심장이나 혈관 림프액 등이 속해있다.

림프절은 온몸에 위치해 있는데 특히 목, 사타구니, 가슴, 겨드랑 등에 놓여 있어서 피를 거르는 역할을 하게 된다.

이 림프계에 좋은 정유는 laurel, lemon, grapefruit등을 들 수 있고 일반적인 순환을 증진하기 위해서는 basil, rosemary, thyme, marjoram, clove를 사용하고 스트레스와 관련된 심장질환에는 mellisa, neroli, lavender, ylang ylang을 가지고 마사지하면 좋은 반응을 나타낸다.

특히, neroli를 냄새 맡으면 고혈압이 낮아질 수도 있다는 연구도 있다. 1971

년 Rovesti는 lavender가 백혈구 증가를 자극한다는 실험에 대해서 언급했고 Benedicenti는 bergamot, lavender, lemon을 주base로 한 처방이 여러 가지 감염에서 백혈구 증가를 자극한다고 예시했으며 valnet박사는 chamomile, lemon, thyme이 백혈구 생산증가를 시킨다고 이미 생각하였다. chamomile, myrtle과 cypress는 정맥염이나 치질의 통증을 완화한다.

5. 비뇨기계에 미치는 영향

Juniper, sage, sandalwood와 thyme 오일은 Staphylococcus aureus(포도상구균)에 의한 요도염에 효과가 좋다. 그리고 위의 정유와 함께 camphor 오일은 좋은 이뇨제이다.

Juniper 오일은 신사구체(腎絲球體) 여과를 강화함으로서 이뇨작용을 한다. 그리고 potassium, sodium과 chlorine의 배설 양을 증가시킨다.

Gatti와 Cajola는 sandalwood가 신장의 비정상적인 기능에 의한 혈뇨에 효과가 있다고 보고하고 있다. 많은 정유 특히 chamomile과 geranium 오일은 비뇨기 결석을 효과적으로 용해 시킨다고 R. Tisserand는 언급하였다. 정유를 가지고 치료를 하는 것은 구강을 통해 할 수도 있고, hip목욕을 통해 할 수도 있으며, 허리 천골부위를 마사지 하거나 국부압박을 통해 할 수도 있다.

6. 생식기계 및 내분비계에 미치는 영향

몇 몇 정유들은 호르몬분비를 정상화하는 경향이 있다. Franchome & Penoel에 의하면 이러한 성질은 직접적으로 작용할 수도 있고 뇌하수체를 통해서 작용할 수도 있다고 생각하였으나 지금까지 향의 분자들이 어떻게 작용하는지는 알려진 바가 없다.

물론 식물 추출물들이 호르몬과 같은 작용은 한다는 것은 널리 알려져 오고 있다. fennel씨의 추출물은 동물실험에서 약간의 estrogen과 같은 효과를 가지고 있다고 1983년 Foster에 의해 확인되었고 1983년 Bernadet와 다른 사람들에 의해 무월경이나 월경불순과 같은 질환에 대해서 정유를 사용토록 권유되었다. Pine needle 오일, borneol, geranium, basil, sage, savory와r osemary 오일은 부신피질호르몬을 활성화시킨다.

Valnet은 cypress 정유는 난소호르몬과 유사하게 보인다고 말하고 있다. 정유에는 인간의 천연 호르몬과 유사한 구조를 가지고 있는 몇몇 화합물이 있는데 이것들은 천연수단에 의해 효과 있는 내분비선 활성을 증진한다.

Sclareol, viridifloral과 trans-anethol이 folliculin 또는 estrogen과 유사한 구조를 가진 화합물의 예 들이다. Pinus sylvestris에서 발견된 다른 화합물들은 cortisone과 유사하다. 또 체음제로 사용하는 것 중에는 jasmin, sandalwood 그리고 ylang ylang이 주목할만하다.

7. 향이 정신계에 미치는 영향

향이 정신계에 미치는 영향에 대해 언급하는 것은 쉬운 일이 아니다. 왜냐하면 최근까지 이에 대한 과학적인 정보가 많지 않기 때문이다. 고대인들은 방향물질을 이용해 신경계통이나 정서적인 혼란상태로 고생하는 사람들에게서 악마를 쫓아내기 위해서 사용하였다.

Gatti와 Cajola는 각성효과와 진정효과로 분리하였다.

진정효과를 주는 정유는 Cedar, cardamon, fennel, cinnamon, lemon, ylang ylang을 포함시켰고 각성효과를 주는 정유로는 cajeput, chamomile, mellissa, peppermint를 포함시켰다. 물론 후에 연구에 의하면 peppermint는 고농도에서는 마취성을 나타내었고 저 농도에서는 각성효과를 나타내기도 하였다. 각성효과를 나타내는 향은 전통적으로 우울증, 권태, 마비나 목소리상실과 같은 신경기능의 결핍으로 인한 질병에 사용되었다.

그것들은 냉함과 관련된 어떠한 건강상태에도 사용되었다. 물론 육체적인 냉함에도 사용되었지만 정신적인 냉함에 사용할 수 있었다. 많은 방향물질 특히 rosemary는 기억력상실과 정신적인 나약함을 위해 좋다고 말해 왔는데 1991년 Van toller와 Dodd에 의해 rosemary와 peppermint가 기억력을 증진한다는 것을 실험을 통해 확인하였다. 진정효과가 있는 정유는 히스테리 불면증, 신경과민 상태에 사용되었다. 이와 관련된 실험은 1966년 Kudrzycka-Bieloszbska가 행한 실험에서 chamomile이 쥐의 활동을 저하시켰고 또 다른 실험에서 lavender와 melissa는 마취성이 있는 것으로 이야기되고 있다.

Cadeac과 Meunier에 의하면 역시 Melissa와 Peppermint는 고농도에서 마취성을 나타냈다. 이 외에도 1982년 aromachology라는 새로운 개념의 효능을 연구하는 영역이 생겼는 데 aromatherapy중의 psychology 부분만을 다루는 영역으로 이 aromachology에서는 천연향만을 다루는 것이 아니라 합성향도 다루는데 이에 대해서는 다음에 언급하기로 한다.

8. 향의 구조 Group별 효능

구조 그룹	효과	성질	예
Aleohels	Tenifying	Onergizing	Ravensara
Alaehyde	Sedative	Irritant	Lemongrass
Esters	경련억제제	Seething	Lavender
Ethers	Balancing	Seething	Tarragon
Ketones	Mucolytic	Neurotoxic	Sage
Phenols	Stimulant	Hepato-toxic	Savery
Terpenes	Stimulant	Skin-irritant	Pine

9. 정유에서 Terpenoid 화합물의 의학적인 효과

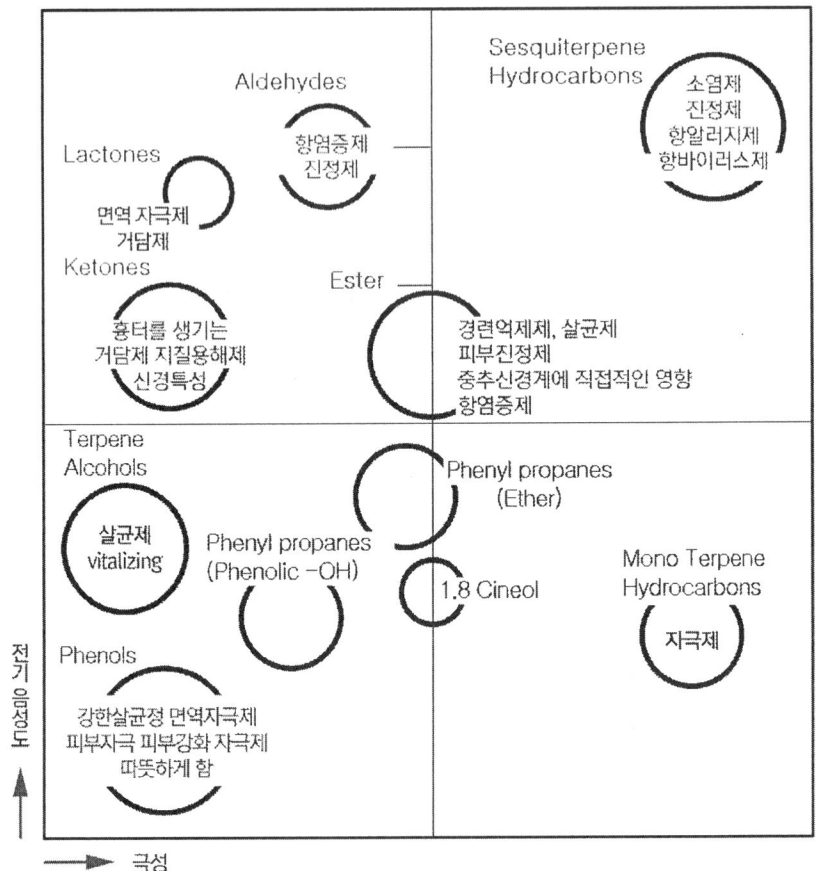

[예] Pine

C-10 Hydrocarbons	alpha-pinene	27.3%	
	camphene	1.2%	
	β-pinene	20.2%	
	myrcene	5.6%	
	terpinene	3.8%	
	limonene	7.6%	
	others	1.5%	67.2%
Sesquiterpenes	sesquiterpenes	11.7%	11.7%
C-15 Alcohols	cadinol	3.5%	
	others	0.2%	3.7%
		82.6%	82.6%

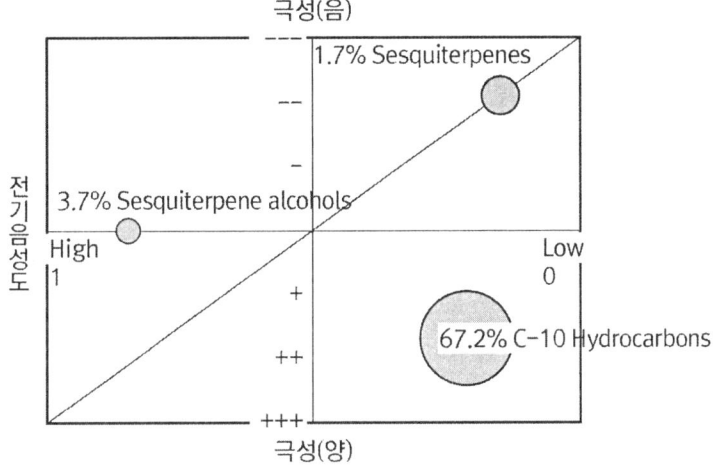

제8장 정유가 인체에 어떻게 흡수되는가?

정유가 우리 몸에 흡수되는 길은 3가지 경로가 있다.

섭취하는 방법, 호흡기를 통하는 방법(후각을 포함), 피부를 통해 흡수되는 방법이 있다. 섭취하는 방법은 프랑스의 의사나 임상 aromatherapy를 하는 사람들이 이용하는 방법으로 보통 aromatherapy에서는 이용을 하지 않고 있다. 영국에서는 aromatology라는 또 다른 영역이 있어 정유를 신체 내부에 사용하는 것, 즉 구강을 통해 섭취해서 이용하고 있는데 aromatology에서는 전신마사지를 절대 필요로 하는 것은 아니다. 코를 통해서 흡입하는 방법은 후각을 자극해서 효과를 얻거나 기관지나 폐를 통해 흡수해서 효과를 얻는 방법이 있다.

피부를 통해 국부적으로 흡수하거나 전신마사지를 통해 흡수시키는 방법 또한 효과적이다. 섭취하는 것은 생략하고 호흡기를 통하거나 피부를 통해 흡수하는 방법만을 다루기로 한다.

1. 호흡기를 통하는 방법

(1) 후각을 통하는 방법

스트레스나 우울증 두통과 같은 신경정신계의 정서적인 문제의 치료를 위한 방법으로 가장 빠른 효과를 낼 수 있는 방법이다. 이 방법은 뇌와 직접적으로 접촉할 수 있기 때문에 향이 코를 통해 뇌에 이르는 과정을 보면 냄새물질이 코를 통해 후각상피조직에 도달하고 상피조직 맨 말단에 나 있는 섬모를 통해 후각 수용세포에 신호전달이 이루어 지고 다시 후구(olfactory bulb)와 후삭(olfactory tract)을 거쳐 변연계(limbic system)에 신호전달이 이루어진다.

이 변연계는 기억과 정서적인 반응을 나타내게 되는데 이것은 시상 하부(hypothalamus)를 통해서 뇌의 다른 부분과 몸의 나머지 부분에 신호를 전달하게 된다. 받은 신호들은 행동을 바꾸거나 도취, relaxing, sedative한 반응으로 나타내거나 신경화학물질을 적당하게 조절하도록 한다.

Gredfrey-Harding은 marjoram, lavender, german chamomile, roman cham-omile, bitter orange과 같은 진정효과가 있는 향료는 신경화학물질인 serotonin을 방출시키는 핵을 활성화시키는 원인이라고 하고 rosemary, lemon, basil, peppermint와 같은 각성효과가 있는 향료는 noradrenalin을 방출시키는 청반(locus ceruleus)에 영향을 미칠 것이라고 이야기하고 있다.

(2) 호흡과 점막

어떤 증기(vapor)를 호흡할 때 그 증기로부터 온 몇몇 분자들은 폐까지 가는 과정을 어쩔 수 없이 통과하게 된다. 만약에 적당한 정유증기를 호흡하면 여러가지 호흡곤란과 같은 문제에 직접적이고 유익한 영향을 미칠 수 있다.

코에는 내피 세포층이 얇고 그 위치가 뇌에 접근되어 있다.

폐에까지 증기가 도달할 때 몇몇 분자들은 호흡기 통로와 기관지 점막을 통해 흡수되어 진다는 것은 의심할 여지가 없다. 폐포에 gas교환시점에 도달하면 작은 분자들은 폐를 순환하는 피에 전달된다.

심호흡은 이러한 과정을 통해 흡수되는 양을 증가시킬 것이라는 것을 보여줄 수 있다.

(3) 흡입하는 방법

이 방법은 정유를 이용하여 치료하는 방법 중에서 가장 좋은 방법 중의 하나인데 여러가지 방법으로 할 수 있다.

① 직물을 이용하는 방법

정유 5~6 방울을 직물에 묻혀(어린이나 노인은 3방울정도) 호흡하는 것이 직접적인 결과를 위해서 가장 좋은 방법이다.

이 때 2~3번의 깊은 호흡이 요구된다. 좀더 효과를 보기 위해 그리고 어린이나 노인에게 쉽게 하기위해 직물을 셔츠, 부라우스 또는 잠옷 안쪽에 떨어트려 사용할 수 있는데 체온에 의해 증발해서 코에 닿을 수 있어 효과가 계속될 수 있다. 직물로는 휴지, 손수건 등의 면을 사용할 수 있다.

② 면봉을 이용하는 방법

이 방법은 직물을 이용하는 방법보다 정유를 적게 사용할 수 있다. 면봉에 향을 묻혀 호흡하는데 면직물류와는 달리 피부에 닿을 수 없으나 증발이 서서히 되는 이점이 있어 환자가 오랫동안 사용할 수 있는 이점이 있다.

③ 손을 사용하는 방법

이 방법은 빨리 효과를 볼 수 있는 방법이나 위급한 상황에만 한정하여야 하고 어린이에게는 적합하지 않다.

한 방울의 정유를 한 손바닥에 떨어트리고 다른 손으로 가볍게 비벼 따뜻하게 하여 분산시키고 환자의 눈을 감게 하고 손바닥을 컵모양으로 만들어 코에 대고 눈을 감는다. 그리고 환자가 심호흡을 하도록 한다. 호흡곤란이나 스트레스 관련된 치료에 이용한다.

④ 증기를 이용하는 방법

대야에 더운물을 담고 향을 떨어트려 호흡하는 방법으로 물의 열기가 정유 분자를 증발시켜 향의 증기압이 높아지기 때문에 향을 자연증발 시키는 것보다 빠르게 증발되어 직물에 의한 방법보다 정유가 1/2정도 필요하게 된다. 이 방법은 보통 호흡기문제 보통감기를 치유하기 위해 사용된다.

이 방법을 사용할 때 주의할 사항은

- 환자의 눈을 감은 상태에서 호흡하고 숨이 막힌다든지 기침을 한다든지 하는 부작용이 일어나는지를 본다. 이럴 때는 향을 너무 많이 사용했거나 너무 심호흡을 했을 때 발생 할 수 있다.
- 천식환자에게는 1방울 정도가 적당하다. 과잉사용은 역작용을 일으키기 때문이다.

⑤ 스프레이를 사용하는 방법

욕창이나 회저(gangrene) 등으로 고생하는 사람의 옷을 가라 입힐 때 공기를 새롭게 하기위한 빠른 방법은 250ml의 물에 10~12방울 정도를 넣고 잘 흔들어 스프레이 시켜준다.

이 경우 사용되는 정유는 Pinus sylvesta, Thymus vulgalis, Syzygium a

romaticum, Eucalytus smith와 Mentha x piperita 등이다.

⑥ Vaporizer(기화기)와 Diffuser(발산기)

정유를 흡입하는 가장 좋은 방법은 기화기를 이용하는 것이다.

이것은 정유 중에서 가장 가벼운 분자를 먼저 휘발시키고 점차적으로 무거운 순서로 휘발시킨다. 여러 타입의 기화기가 있는데 전기적인 기화기가 안전하다고 생각할 수 있다.

전기적인 기화기는 열 조절장치에 의해 낮은 온도로 조절하여야 한다. 왜냐하면 너무 온도가 높으면 정유가 너무 빠르게 휘발되고 경제적으로도 손해가 크고, 분자가 무거운 것은 열에 의해 변화를 할 수 있기 때문에 냄새도 나쁘거니와 효과도 없어질 수 있다.

발산기는 정유를 담은 적은 유리용기를 공기를 이용, 강제로 발산시키는 장치로 동시에 서로 다른 분자를 불어 낼 수 있는 것이 장점이다. 열을 사용하는 기화기와는 다르게 정유를 다 사용했을 때 열에 의해 남은 정유가 타거나 변화하지 않는다.

단점은 가격이 비싸다는 것이다. 타이머가 부착된 것도 있어서 병원에서 사용하기에 이상적이다.

2. 피부를 통한 흡수

20세기 중반까지는 피부는 거의 스며들지 않는 것으로 생각되었다.

그러나 여러 연구결과 친유성(lipophlic) 물질(정유와 같은 물질)이 쉽게 흡수된다는 것을 알게 되었다.

음이온 또는 양이온(약산과 약알카리)를 띤 유기화합물의 흡수는 그것들이 해리되지 않은 상태에서 일어나는데 해리되지 않은 것보다 더 친유성(lipophilic)인 성질을 많이 나타내기 때문으로 생각된다.

그러나 흡수는 해리상수와 피부나 그 물질의 pH에 따라 좌우된다.

Aromatherapy에 사용된 대부분의 정유들은 피부와 기관을 통과하고 20~60분 안에 초흡기를 통해 배출되는 것을 확인할 수 있다.

피부를 통과한 정유성분은 lymph선, 혈관, 신경, 땀, 피지선, 낭(follicle), 콜라겐, fibloblast, maser cell, elastin 등에 들어가서 몸의 모든 세포에 고루 미치도록 순환된다.

정유가 피부를 통해 투과되는 데 영향을 미치는 요인은 다음과 같다.

① 같은 양의 정유를 좁은 피부에 흡수하는 것보다 넓은 범위의 피부에 흡수시키는 것이 많이 흡수될 수 있다.

② 표피의 두께와 투과성에 따른 차이 : 손바닥 발바닥에는 표피가 매우 두껍고 피지선이 없기 때문에 피부를 통과하는 시간이 더 길다. 특히 지방 용해성 성분들에 대해서 더욱 그렇다.

물에 용해되는 성분들은 훨씬 적게 저항을 받는다. 그리고 발바닥에 마늘을 흡수시키면 곧 배출되는 호흡에서 검출할 수 있다는 것을 실험을 통해 확인하였다. 쉽게 투과할 수 있는 피부는 귀 뒷부분, 눈꺼풀, 손목안쪽과 같은 피부가 얇은 곳이다. 다리, 대퇴부, 몸통, 배 부분은 발바닥, 손바닥, 앞이마, 두피, 겨드랑이 보다 덜 침투된다는 것이 Basacs의 실험에 의해 밝혀졌다.

③ 선(gland)과 낭(follicle)에 의한 차이 : 친수성분자들은 땀샘을 통해 피부를 통과시킬 수 있고 친유성분자는 피지선을 통해 통과시킬 수 있다. 앞 이마와 두피의 피부는 많은 피지선이 있고 이 곳의 표피는 얇다. 이것이 친유성 물질을 쉽게 투과시킬 수 있게 만든다. 땀샘과 많은 낭(follicle)이 다른 인자가 될 수 있는데 앞에서도 언급했듯이 더 많이 열리면 더 빨리 흡수할 수 있다.

(1) Reservoir(저장소)역할

정유는 몸에 일시적으로 머물러 있을 수 있다. 마치 정유가 식물에 머물러 있는 것과 같다. 그렇다면 정유가 머물러 있을 수 있는 곳은 표피층의 외층과 피하지방이 될지도 모른다. 그리고 이것은 얼마동안 지속될 수 있다. 피하지방은 피 공급이 잘 안되고 정유가 들어가는 것이 늦지만 오랫동안 머물러 있게 된다.

(2) 효소에 의한 영향

피부에 있는 효소들은 많은 약과 외부 화합물을 활성화 할 수도 있고 불활성화 할 수도 있다.

효소는 호르몬 스테로이드 염증을 일으키는 매체와 같은 몸속에서 자연적으로 발생하는 화합물을 활성화시킬 수 있거나 불활성화시킬 수 있다. 이러한 피부에 있는 효소들의 활성은 개인이나 나이에 따라 달라 질 수 있다. 피부는 많은 효소들을 가지고 있고 대사가 일어날 수 있는 조건을 가지고 있다. 어떤 효소는 어떤 정유분자에 변화를 줄 것이고 정유에서의 변화도 몸에 미치는 영향의 변화를 의미한다.

(3) 손상된 피부
부서지거나 염증을 일으킨 그리고 병든 피부는 울타리 역할을 할 수 없고 손상된 곳을 통해 진입이 급속하게 일어난다.

(4) 다른 신체적인 요인

(5) 순환 정도에 따른 영향
혈액흐름의 정도가 마사지나 염증 때문에 증가할 때 흡수율이 증가한다. 마사지는 혈액의 흐름을 빠르게 할 뿐만이 아니라 국소피부 온도도 올린다. 따라서 점도를 낮춤으로 정유의 흡착율이나 정도를 증가시킬 수 있다고 예상할 수 있다.

정유가 base오일을 이용해서 피부에 흡수된다는 증명은 linalool과 linalyla cetate를 혈장에서 검출함으로써 Buchbaur에 의해 1992년 확인되었다.

(6) 분배율에 따른 변화
분배가 림프나 혈액순환에 관계하는 한 제한적인 인자이다. 왜냐하면 순환이 정맥에서 보다도 모세관에서 더 천천히 이루어 지기 때문이다. 속도는 마사지나 따뜻하게 해 줌으로 증가시킬 수 있다.

이런 방법 모두 정유의 분배율를 증가시키기 위해 사용 되어질 수 있다.

(7) 외부 인자
① 수화 : 수화된 피부는 매우 투과성이 있다.

목욕시 정유는 물 보다 100배 빠르게 피부에 흡수되고 Na+ 와 Cl-의 이온보다 1000배이상 빠르게 흡수한다. 바꾸어 말하면 각질층이 수화되지 않으면 흡수가 감소된다.
② 따뜻한 방, 따뜻한 오일, 따뜻한 손과 몸은 모두 흡수를 **빠르게** 한다. 그러나 너무 더우면(싸우나 후) 몸이 오일를 배출하거나 오일 진입을 어렵게 만든다.
③ 폐쇄시키다 : 정유가 휘발하지 못하게 감싸주면 따뜻하게 해주는 효과도 있고 해서 흡수를 돕는다.

(8) 오일과 관계된 인자

① 점도 : 정유들은 대부분 점도가 낮으나 sandalwood와 같은 오일은 점도가 높으나 피부흡수가 다른 오일과 같이 흡수된다. 그러나 점도가 관계되는 것은 carrier 오일이다. 분자량이 500 이상이면 피부흡수가 되기 어렵다.
② 분자크기 : 분자크기가 작은 분자는 피부흡수가 잘된다.
③ 빈도 : 똑같은 오일의 사용빈도가 높으면 피부흡수가 더 많이 될 수 있다는 실증이 몇 개 있다.
⑦ 포화된 carrier오일 : 미네랄오일, 양모류, lard와 같은 것은 흡수를 막거나 지연시킨다. 불포화정도가 높으면 훨씬 흡수가 쉽게 진행된다.

제9장 경피흡수방법

1. Compress(습포, 압포)

 이것은 때때로 leg ulcer, 욕창 종기와 같은 노출된 상처나 타박상 또는 관절염 복통 골절 과 같은 심한 국부통증의 부위에 사용되는 방법으로 노출된 상처에는 붙이는 방법은 피해야 한다.

 Compress크기는 환부의 크기에 따라 정한다. 선택된 포를 물과 혼합된 혼합물에 담그고 부드럽게 짜서 필요한 부위에 놓는다. 이 때 정유가 휘발되지 않도록 film으로 감싸주는 것이 이상적일 수 있다. 한번 할 때, 두시간 정도 놔두고 필요하다면 하룻밤 동안 놔두는 것이 좋다. 크림이나 로션에 혼합해서 상처에 직접 사용 할 수도 있다.

2. 양치질

 편도선 제거나 치과수술을 한 후에 정유를 사용해 양치질을 하면 통증이나 염증을 완화하는 데 도움이 된다. 동시에 정유들은 점막표면에 소독작용을 가진다. 한 컵에 2~3 방울 정도면 충분하다.

 단, 사용하기 전 잘 저어주는 것이 필요하다. 어린아이들은 꿀 한 수푼에 향 1 방울 정도가 적합하다. Clove가 양치질에 통증을 완화하기 위해서 가장 적합하다.

3. 스프레이법

 이 방법은 손을 댈 수 없는 부위 예를 들면 심한 화상, 대상포진 상처 등에 사용할 때 이용한다. 화상치료 시 고농도가 필요한데 50cc의 소독된 물이나 증류수에 15~20 방울을 넣고 잘 흔들어 스프레이 한다. 이 경우 적당한 정유는 lemon, lavender, german chamomile, tea tree, geranium 오일 등을 들 수 있다.

4. 목욕법

이 방법은 호흡과 물이 관련된 방법으로 목욕물의 온도를 알맞게 한 후 정유 6~8방울 정도를 넣고 목욕을 하는 방법인데 이 때 정유를 목욕물에 부가하는 방법으로는 식물유, 건유(분말유), 고급보드카, 바블바스 등에 부가해서 목욕물에 사용할 수 있다.

가능한 한 10분이상 탕속에 있어서 피부를 통하거나 호흡을 통해 향이 흡수될 수 있도록 하는 것이 좋다.

어린아이들에게는 분유나 꿀에 3~4방울을 혼합해서 사용하는 것이 좋다.

5. 손, 발, 좌욕

이것은 대야를 이용해서 각 부위를 적시는 방법으로 국소적인효과를 얻기위해 사용된다. 예를 들면 좌욕은 치질이나 산후에 이상적이다. 3~4방울정도의 정유가 필요하고 10분정도의 따뜻한 온도를 유지할 필요가 있다.

6. 국부도포(topical application)

- 단순도포 : 이것은 단일정유 또는 혼합한 정유의 양을 순수한 상태 또는 희석한 상태로 일정의 영역에 정확한 목적으로 적용하게 되는 것으로 이 방법이 유익하게 이용되는 영역은 다음과 같다.

    (1) 흉부(가슴, 등, 옆) : 이 경우는 cineol이 풍부하게 있는 eucalytus 등의 정유를 사용해서 기관지에 사용해서 작용하게 하고 또 일반적인 기관지에 유효한 방향분자를 사용해서 그 효과를 얻을 목적으로 흉부나 등에 도포한다.

(2) **척추** : 신경계에 작용해서 진정작용, 이완작용을 위해 피부에 도포한다.

(3) **복부** : 내장 (대 소장, 위, 간장, 담랑, 췌장)의 소화기능을 활성화하는 정유류 또는 진경작용을 나타내는 정유를 사용해서 내장기능에 활성을 일으키게 하는 경우

(4) **부신피질의 부위** : 여기에는 friction을 행하지만 terpene류가 풍부한 정유류를 사용해 부신피질의 기능을 활성화하기 위해서 도포한다.

(5) **목덜미 부위** : 인두와 머리의 감염증이나 염증의 경우에 유효하다.

(6) **관자놀이, 이마, 귀볼** : 두통과 편두통에 유효하다.

7. Carrier 오일

Carrier은 그 증세에 따라 잘 선택해야 한다.

예를 들면 carrot과 hypericum 오일은 화상치료에 calendula 또는 hypericum 오일은 타박상을 완화하거나 치유하는 데 calendula 또는 rosehip 오일은 발진, 뾰루지를 완화하는 데 사용한다. carrier 오일에 대한 자세한 내용은 다음에 언급하기로 한다.

제10장 Carrier 오일

　식물성 오일은 aromatherapy에서 가장 친숙한 운반체이다. 식물성 오일은 정유와는 달리 휘발성이 없고 미끌거린다.
　carrier 오일은 3가지 group으로 분류 할 수 있는데 기본 오일로 마사지 혼합오일 중에서 가장 많이 함유되는 오일과 특화된 비휘발성 오일로 혼합오일에 일정비율로 사용되고 너무 짙거나 가격적으로 비싼오일과 macerated 오일 즉, 비휘발성 오일로 추출한 식물추출물로 분류할 수 있다.
　기본 carrier 오일은 특화된 오일 즉, avocado 오일(짙은녹색)과 wheatgerm오일(짙은 황색) 보다 색깔이 훨씬 엷다. jojoba 오일은 예외인 데 색깔이 옅으나 액상 wax이고 trigriceride가 아니고 가격도 보통 오일보다 비싸다.
　식물성 오일은 견과(nut) 또는 씨로부터 2가지 방법으로 추출 할 수 있다. 한 가지 방법은 cold press(열을 가하지 않고 압착하는 방법)으로 비교적 비용이 많이 들고 적은 규모로 한다. 또 다른 방법은 열을 이용한 hot extraction 방법으로 첫 번째 보다 큰 규모의 공정이고 복잡한 과정을 거쳐 생산되나 가격은 비싸지 않다.
　aromatherapy에서 사용하는 carrier오일은 cold expressed오일이어야 한다. 물론 이것은 60℃가 넘지 않는 온도가 가해져야 하는데 그래야 오일이 추출되는데 도움이 된다. 따라서 진정한 cold press는 아니다. 모든 cold pressed carrier 오일은 신체건강에 유익한 효과를 가지고 있는데 그것들이 비타민, 미네랄, 치유적인 지방산을 함유하고 있기 때문이다. 물론 내부적으로 섭취할 경우에 좋은 효과를 볼 수 있는데 식물유들은 정유보다 훨씬 큰 분자들을 함유하고 있어 전체적으로 피부를 통해 통과할 수 없다. 그러나 비타민이나 미네랄 등이 피부를 통해 흡수할 수 없을 지라도 피부에 대한 여러가지 장점이 있을 수 있는데 skin soothing, softening, nourishing의 효과와 여러가지 피부병에 효과를 줄 수 있다. 물론 그 증세에 따라 적절한 오일을 선택할 수 있고 피부병이 심하면 정유효과를 증진하기 위해 오일 혼합할 때 특별한 오일의 양을 더우 높여야 한다.
　식물유의 안정도는 지방산의 함량에 의존한다. 포화지방산의 함량이 높으면 불포화 지방산의 함량이 높은 것 보다 더 안정하다. 또한 비타민의 함량에 따라서도 안정도가 달라질 수 있는 데 비타민의 항산화 효과때문이다.

Avocado, sesame, sunflower, wheatgerm 오일과 같은 식물유는 여러가지 미네랄이 함유되어 있는데 이 미네랄은 성장과정에서 살충제나 제초제에 의하여 줄어든다. 더욱이 이런 화합물(제초제, 살충제)들은 식물유에 함께 들어간다.

1. Maceration

식물 중에는 매우 흥미 있는 성질을 가진 것들이 있는데 정유를 얻기 힘들거나 비싼 경우가 있다.

이럴 경우 이런 성질을 이용하기 위해 어떤 식물들은 잘게 잘라 식물유가 담긴 통에 넣고 몇 일 동안 잘 저어 준다.

이 과정이 maceration이다. 식물유는 용매로 작용한다. 따라서, 식물에 포함된 오일 용해성 분자들이 식물로부터 식물유로 용해되어 나온다. 이렇게 해서 만든 오일 중에는 calandula, carrot, hypericum, limeblossom, melissa 등이 있고 어떤 식물도 이와 같은 방법으로 만들 수 있다.

당신도 이와 같은 방법으로 만들 수 있는데 특정 약용식물을 잘게 자르고 유리병에 식물유를 채우는데 wheatgerm oil을 10% 정도 최종 제품의 방부제를 위해서 사용한다. 이렇게 식물유를 채운 병에 잘게 쪼갠 식물을 넣고 1 주일에서 10일 정도 따뜻한 곳에 놓고 가끔 병을 흔들어 준다. 최종적으로 여과해서 사용하면 된다.

2. aromatherapy에 사용되는 carrier 오일

(1) Sweet almond 오일

sweet almond 오일은 압착법에 의해 비휘발성 오일이 얻어진다. Bitter almond오일은 정유가 포함되어 있고 aromatherapy에서는 사용되어서는 안 된다.

왜냐하면 증류과정에서 생기는 prussic acid가 생성되기 때문이다.
- 특성 및 효과 : sweet almond 오일은 비타민A, B1, B2, B6가 포함되어 있고 mono와 poly불포화 지방산을 높은 농도로 함유하고 있다. 비타민E의 양 때문에 적절하게 보관되며 피부에 영양을 주며 피부를 보호한다. 그리고 피부 습진에 의한 자극을 완화해준다.

(2) Apricot kernel 오일

apricot, peach와 sweet almond는 거의 화학적으로 동일한 오일을 생산한다. apricot와 peach는 보통 양이 많이 생산되지 않기 때문에 비싼 경우에 따라서 almond 오일은 apricot나 peach 오일로 팔리는 경우가 있다. 따라서 공급자로 하여금 origin을 밝히도록 해야 한다.

(3) Avocado 오일

아보카도 오일은 말린 과일과 잘게 썬 과일로부터 압착법에 의해 만들어진다. 압착하기 어렵기 때문에 때때로 현탁된 것이 나오고 밑에는 침전이 있을 수도 있다. 이것은 좋은 현상이고 불완전한 것이 아니다. 정제된 오일은 항시 담황색이고 압착오일의 녹색을 잃게 된다. 아보카도 오일은 내부 항산화력에 의해 질을 유지하는 데 우수하다. 그러나 냉각하면 몇몇 성분은 침전된다. 따라서 현탁될 수도 있다. 이것은 따뜻한 곳에 놔두면 회복된다.
- 특성 및 효과 : 아보카도 오일은 포화 불포화 지방산과 비타민A, B, D를 포함하고 있으며 레시친이 풍부하다. 점도가 있으나 아보카도 오일은 피부 상층을 침투할 수 있다. 또 아보카도 오일은 건성피부나 주름에 유익한 효과를 나타내므로 아로마테라피를 하는 사람들에게는 가치 있는 것이다. 그리고 이것은 혼합오일 중에서 25%까지 사용할 수 있다. 이것은 썬제품에 자주 사용되는 데 유연제로서의 성질 때문이다.

(4) Calandula 오일

비휘발성 오일로 팔지만 유럽에서 의약적인 목적으로 자라는 calandula는 그 자체가 비휘발성 오일이 아니다. 꽃이 핀 부분은 상품적으로 증류할 수 없을 만큼 적은 정유를 포함하고 있다. 그래서 모든 활성 치유성질은 maceration에 의해 추출한다.
- 특성 및 효과 : 이 오일은 항염효과, 항진경효과 담즙분비 상처치유 성질을 가지고 있다. 그리고 욕창, 타박상, 잇몸염증, 계속되는 궤양, 고치기 어려운 상처 등에 효과를 주며 발진 특히 터진 피부나 부서진 피부와 같은 피부병에 효과적이며 습진을 치유할 때 base오일로 적합하다. hypericum과 calandula 오일을 사용하면 정유를 사용할 때 탁월한 상승효과를 준다. calandula 자체도 유익하지만 정유를 부가했을 때 효과가 상승된다.

(5) Carrot 오일

carrot의 비휘발성 오일은 maceration에 의해 추출되는 데 b-carotene이 풍부하고 비타민B, C, D와 E가 풍부하며 필수 지방산도 풍부하다. 이것은 재생효과가 있는 것으로 알려져 있고 노화지연을 한다. 따라서 크림이나 로션에 유용한 성분이다.
- 주의 : 과다하게 섭취하면 비타민 과다증의 원인이 될 수 있는데 손발바닥이 노랗게 되고 피부가 건조해지며 피부가 부서지고 썬탠닝한 것 같이 보일 수 있다. 이런 증상을 무시한다면 몸 전체에 독이 되거나 극단적으로 죽음의 원인이 된다.

(6) Coconut 오일

코코넛 오일은 코코넛을 압착했을 때 치유성질을 가진 고형지방이 얻어지는데 이 때 얻어진 고형지방을 가열하고 맨 위의 액체부분을 제거하면 얻어진다. 이것은 보통 탈취해서 식품이나 화장품에 사용된다.
- 특성 및 효과 : 코코넛 오일은 태닝을 돕고 태양광선을 여과해 준다는 평판이 있고, 머리나 피부에 윤기를 주나 어떤 사람에게는 발진을 일으킨다.

(7) Evening prime rose 오일

linoleic acid가 풍부하고 불포화지방산이 많이 함유되어 있으며 g-linoleic acid가 적은 양이 함유되어 있는데 이 산은 choresterol을 생신하는 것으로 알려져 있다. 이 오일은 심장병을 막는 데 매우 유익하다. 또 위에서 언급한 필수지방산은 세포와 몸의 기능에 대해서 필수적이며 몸 자체에서는 만들어 지지 않는다.

- 특성 및 효과 : 이 오일을 내부적으로 섭취하면 혈압을 낮추는 귀중한 역할을 하며 관절염을 억제하고 습진을 경감하고 정신 분열증과 생리전 증후군에 도움을 주고 어린이의 과도한 행동을 감소시킨다. 그러나 보통 사용하는 양은 너무 적어 지속적이고 눈에 뛰는 효과를 보지 못하고 있다. 외용제로 사용하면 습진, 건성 피부, 비늘모양의 피부, 비듬에 효과가 있고 상처치유를 빨리 해준다.

(8) Grape seed 오일

이 오일은 열에 의해 추출되는 오일이다. 이것은 씨에 12% 함유되어 있다.

- 특성 및 효과 : 고농도의 linoleic acid와 비타민E를 함유하고 있으며 쉽게 소화되며 cholesterol이 없는 몇 종류 중의 하나이다. 이것은 윤택제로 사용되면 번들거리지 않는 피부를 가꾸어 준다.

(9) Hazelnut 오일

암수 꽃이 같은 나무에 있으며 견과(nut)는 기분좋은 향을 가지고 있는 황갈색 오일이다.

- 특성 및 효과 : oleic acid가 주성분이고 약간의 linoleic acid를 함유하고 있다. 이 오일은 피부 상층부에 침투하고 유성피부나 복합피부 그리고 여드름에도 효과가 있으며 순환을 자극하고 수렴효과를 가지고 있다. 가격이 비싸지 않아 base 오일로 사용된다.

(10) Hypericum 오일

St John' wort라고도 불리는 이 오일은 maceration에 의해 얻어진다. 이것은 식물의 싹이 많을 때 추출되며 색깔이 루비색을 띄고 있다. 꽃이 필 때는 황색을 띤다.

- 특성 및 효과 : 항염효과가 있고 특히 격앙된 신경을 완화해 주며 신경통,

좌골신경통에도 도움이 된다. 신경조직이 손상된 상처에 효과를 나타내며 삔데, 화상, 타박상에도 효과를 나타낸다. calandula와 같이 적당한 정유를 부가하면 치유효과가 상승되며 calandula와 hypericum을 함께 사용하면 더욱 효과적이다.

(11) Jojoba 오일

이 오일은 hohoba라고 발음하는데 오일이 아니고 액상 왁스이다. 화장품산업에서는 고래기름 대신에 사용하기도 한다. 미국에서 약 40,000 에이커에 재배되고 있어 사막화를 막기도 한다. 이것은 크림에서 유화제로 beeswax 대신 사용 할 수 있으며 매우 안정하나 조금 비싼 편이다.

- 특성 및 효과 : jojoba 오일의 화학적구조가 피지와 유사할 뿐만 아니라 피지에 용해될 수 있고 여드름에 유효하다. 피지의 조절작용이 있어 건성피부나 건성두피 마른버짐 습진에 효과를 나타낸다. 이 오일은 항염효과를 나타내는 myristic acid를 함유하고 있어 류머티즘 관절염을 위한 목적으로 혼합오일을 만들 때 도움을 준다.

(12) Limeblossom 오일

이 꽃은 프랑스에서 인기있는 차를 생산할 때 사용되는데 aromatherapy에 사용할 오일을 생산하기 위해 적은 양의 꽃을 maceration에 의해 limeblossom 오일을 생산한다.

- 특성 및 효과 : 주름에 효과 있고 류마티스통증 완화와 긴장완화 수면에 도움을 준다.

(13) Macadamia 오일

이 오일은 피지에 존재하는 palmitoleic acid를 많이 함유하고 있는데 다른 식물에는 함유하고 있지 않다. 매우 안정하며 정제되지 않은 오일은 부드러운 감촉과 엷은 황색을 띄고있고 약간의 향기를 가지고 있다.

- 특성 및 효과 : palmitoleic acid은 피지에서 나이가 들어감에 따라 점점 줄어든다. 따라서, 이 오일이 나이든 사람의 피부에 보충시켜 줄 수 있다. 이

것은 매우 윤기를 주며 노화방지 효과를 가지고 있다. 건선과 노화피부에 영양을 주고 썬제품에 유용하다는 것이 알려져 있다. 프랑스에서는 sunburn 을 막아주는 제품에 사용된다. 복용 시에는 효과적인 하제(대변을 나오게 하는)로 이용할 수 있다.

(14) Olive 오일

전통적으로 수세기 동안 치료와 식용으로 사용된 olive 오일은 처음 압착된 오일이 많이 이용되는데 콜레스톨이 높아 지는 것을 방지하거나 심장병의 예방에 효과적이다. olive 오일은 엽록소 때문에 녹색을 띄며 건강을 생각하는 사람들의 음식조리에 이상적이다.

- 특성 및 효과 : 외부적으로 피부를 윤기있게 해주며 염증피부 뻔 데, 타박상에 좋다. 마사지 할 때 약간 무거운 느낌을 주나 점도가 낮은 오일을 50:50 으로 사용할 수 있다. 섭취하면 심장병 예방 뿐만이 아니라 위산과다 변비에도 도움을 준다.

(15) Rosehip 오일

야생식물로부터 대부분 얻어지며 약간의 황적색을 띄고 있으며 불행하게 용매추출법에 의해 얻어진다.

- 특성 및 효과 : 칠레에서 행한 한 연구에 의하면 조직재생효과가 있는 것으로 알려졌다. 그리고 노화피부에 우수한 효과를 나타낸다고 한다. 이것은 상흔, 상처, 화상, 습진, 노화에 효과가 좋은 것으로 알려져 왔다.

(16) Safflower 오일

이 식물은 해바라기와 같이 국화과에 속하며 오렌지색 꽃을 가지고 있다. 이 식물의 씨는 3000년 된 이집트의 무덤에서 발견되었고 꽃과 씨는 과거에는 염료로 사용되었다.

- 특성 및 효과 : 이 오일은 여러 가지 순환기 질환에 도움이 되며 섭취하면 기관지 천식에 도움이 되는 것으로 알려져 있다. 안정성은 좋지 않다.

(17) Sesame 오일

이 오일은 담황색 오일이며 식용으로 많이 이용된다.

- 특성 및 효과 : 압착오일은 비타민과 미네랄 오일이 풍부하게 포함되어 있고 sesamol이 함유되어 있어 안정도가 좋다. 건성피부, 건선, 습진에 유익하고 태양광선의 피해로부터 어느 정도 피부를 보호해 준다.

(18) Sunflower 오일

해바라기씨 오일은 대부분 용매추출에 의해 얻어 지지만 압착법에 의해 얻을 수 있다. 이 압착법에 의해 얻어진 오일이 더 부드럽고 번들거리지 않고 피부에 가벼운 감을 준다.

- 특성 및 효과 : 이 오일은 비타민A, B, D와 E가 포함되어 있고 불포화 지방산이 많으며 동맥경화에 도움을 준다. 이 오일은 피부의 질병예방 효과를 가지고 있고 다리종기, 타박상, 피부병에 유익하다. 또한 이뇨작용과 거담작용을 가지고 있다. 이 오일의 성분중의 하나인 inulin은 천식을 치료하는데 사용한다. 러시아에서 해바라기 잎과 꽃은 기관지염과 같은 호흡기 질환에 오랫동안 사용해 오고 있다.

(19) Wheatgerm 오일

맥아유는 짙은 황갈색을 띠며 비타민E의 함량이 높아 안정도가 낮은 오일의 안정도를 높이기 위해 널리 이용되며 적어도 5~10% 정도를 base 오일에 부가해야 하며 경우에 따라서는 20%까지 사용할 수 있다.

- 특성 및 효과 : 맥아유는 건성피부나 노화피부에 유용하나 마사지 하기에는 너무 무겁다. 내부적으로 섭취하면 정맥확장증, 습진, 소화불량과 정맥으로부터 코레스테롤을 제거하는데 도움이 된다.
- 주의 : 알러지를 일으킬 수 있으므로 일차 테스트를 한 후에 사용해야 한다.

제11장 마사지(massage)

1. 마사지를 하기위한 올바른 접촉

 건강을 유지하기 위해서는 많은 요인들이 작용을 한다. 그 가운데 우리들이 흔히 잊고 있는 것 중의 하나가 접촉을 들 수 있는데 매우 중요하면서 큰 역할을 하고 있다. 접촉이라고 하는 것은 육체적인 닿음을 의미한다. 그리고 다른사람과의 긍정적인 접촉은 기쁨과 안심 믿음과 편안함을 줄 수 있다. 접촉은 일종의 에너지 전달이다.

 미국에서 실행한 한 연구에서 동물을 규칙적으로 만져주고 쓰다듬어주면 병에 대한 면역력이 좋아진다는 것을 증명하였다. 그리고 그렇지 않은 동물에 비해 스트레스에 덜 노출된다는 것이다. 또 다른 연구는 어린아이에게도 마찬가지 라는 것을 확인하였다. 우리들은 본능적으로 어떠한 형태로든 기쁨이나 동정을 표현하기위해 접촉을 이용한다. 접촉이라는 것은 가장 간단한 방법이면서 마음에 유익하다. 마사지는 접촉의 확장이다. 즉 돌보는 접촉에 시간과 움직임이 모인 것을 말한다.

 마사지의 역사는 고대 이집트와 인도 문명만큼 옛날로 거슬러 올라간다. 마치 식물성 의약품과 같이…. 중국 마사지는 지구상에서 가장 오래된 치료법이다. 예수가 탄생하기 오래 전 Hippocrates는 기록하기를 의사들은 굳은 관절을 풀어주기 위해 비비는 경험을 해야 한다고 하였다.

 우리들은 지금 마사지가 마음을 역시 풀어주어 전체 기관에 치유효과를 준다는 것을 알고 있다. 마사지에 대해서 언급하기 전에 생각해두어야 몇 가지 점을 알아 본다.

2. 마사지를 받는 사람의 편안함

 환경적인 측면을 보면 우선 방은 적당하게 온도를 유지하여야 하고 주위가 산만하거나 집중력을 방해하는 분위기여서는 안된다. 빛은 너무 밝거나 어두어도 안 좋으며 마사지할 때는 많은 사람들이 마루바닥이나 방바닥을 이용하는데 지압을 하는 데는 이상적이나 aromatherapy 마사지를 하는 데는 그렇지않다. 마사지를 받는 사람보다 하는 사람의 자세가 불편하여 다리나 등이 쉽게 피로해 질 수 있기 때문이다. 마사지를 받는 table은 전문 table이면 좋지만 식당 table 정도의 높이의 편안한 table이면 좋고 table 위에는 담요와 같은 것으로 덮어 씌우고 다시 커버를 씌우는 것이 좋다.

타올 2개가 필요한데 하나는 몸을 발끝에서 머리끝까지 덮을 수 있는 것을 필요로 한다. 이것은 마사지 받는 사람이 마사지 받을 때 받지 않는 몸의 부분을 덮어주면 훨씬 편안한 느낌을 주기 때문이며 더욱이 몸의 온도를 보호해 주고 편안함을 주기 때문이다. 전신 마사지를 할 때는 용변을 보았는지 여부를 확인할 필요가 있고 몸의 높낮이를 조절하기위해 베개를 몇 개 준비하여야 한다.

3. 마사지를 하는 사람의 편안함

마사지를 하는 사람은 손을 깨끗이 씻고, 손톱을 짧게 깎고 편안한 옷차림으로 해야 하며 마사지를 받는 사람의 신경을 자극하는 행동을 하지 않는 것이 좋다.

마사지 table은 너무 높거나 낮아서 마사지를 하는 사람의 불편을 주어서도 안 된다.

4. Aromatherapy 마사지 원리

마사지는 당연한 하나의 치료이며 정유의 사용은 간단히 마사지의 유익한 치료효과를 상승시키는 것이다. 마사지는 편안함을 준다든지 통증을 완화시켜 주든지 긴장을 푸는데 사용되어 왔다.

마사지의 목적은 피의 흐름을 증가 시키거나 림프액의 흐름을 증진시켜 주어 독소의 제거를 시켜주는 데 목적을 두기도 하고 과도한 일 때문에 생긴 긴장을 풀어주고 피곤함을 풀러 주며, 근육의 통증을 풀어 주거나 충분히 사용하지않거나, 약한 근육을 강화시키는 것이 목적이다.

마사지의 첫번째 목적을 달성하기 위해 부드럽고, 흐름 있고, 계속적인 움직임이 필수적이며 압력은 심장의 방향으로 해야 하며 돌아 올 때는 긴장을 푼 상태로 돌아 온다. 가볍고 약한 움직임은 이 목적을 달성하지 못한다.

정유를 사용하는 마사지는 약간의 지압, 림프의 배출마사지, 신경근육이나 결합조직 마사지에 의하여 상승효과를 주는 전통적인 마사지이다. 물론 지압이나 림프배출마사지, 신경근육마사지, 결합조직마사지는 각각 그 자체가 특화된 마사지나 완전한 마사지이며 완전한 처리법을 수행하기 위해서는 특별한 과목을 이수 할 필요가 있다.

지압마사지는 에너지흐름의 원리에 의해 작용한다. 그리고 달과 마사지를 받는 사람의 체질에 달려 있다. 지압과 전통적인 마사지를 모두 하는 사람들은 심장의 압력의 중요성에 대해 질문을 하는데, 마치 지압에서는 에너지선이 반대 방향으로 압이 관여될 수 있는 것과 같다는 것을 질문한다.

답은 지압은 닥치는 대로 aromatherapy 마사지와 같이 해서는 안되고 혈액순환이 증가되었을 때 어떤 압력점(혈)에 작용할 때를 선택해서 해야 한다. 지압도 천천히 수행해야 한다.

림프배출 마사지는 림프절을 향해 림프순환의 방향을 따라서 피부위에 수행하는데 이러한 동작은 aromatherapy에서는 림프의 흐름을 증진하고 독소배출을 가속화하는 데 도움을 주기위해 사용된다.

5. 신경근육 마사지

쓰다듬기와 마찰운동이 포함되는데 신경을 따라 행해지고 보통 때와 다른 느낌의 조직에 시행하는데 신경과 피의 순환을 증진시키기 위해 행하여진다. 이것은 몸의 여러 가지 부드러운 조직을 밀고 당기고하는 결합조직 마사지와 유사하다. 피부의 상피조직은 말초신경이 있고 결합조직에서 변화가 일어 나는데 염증, 충혈과 여러가지 만성병이 일어난다.

6. 감정개입

　어떤 형태로 하든 마사지할 때는 시술자의 보살핌의 깊이와 마사지를 받는 사람의 믿음과 확신은 마사지를 받은 후의 결과에 큰 영향을 미친다.
　Aromatherapist들은 마사지를 받는 사람에게 관심을 집중시켜야 한다. 이것은 무엇을 의미하느냐 하면 그들의 문제점이나 정서상태를 단순히 얻는 것을 의미하는 것이 아니다. 대부분의 시술자가 시술한 후에 모두 잃어 버리는 경우가 있다.
　동정과 감정이입에는 매우 차이가 있는데 동정은 어떤 사람에게 미안한 감정을 느끼는 것이고, 감정이입은 어떤 사람이 스스로 돕도록 충분히 돌보아 주는 느낌을 주는 것을 말한다. 훌륭한 aromatherapist는 듣고 지지해주고 경려해 준다. 그러나 손님의 문제점을 쌓아 두어서는 안된다.

7. 손의 역할

　많은 사람들이 말하기를 누구든지 마사지하는 손은 부드러워야 한다고 한다. 그렇다면 참 좋은 일이나 그 보다는 손의 긴장을 푸는 것이 더 중요하다. 물론 손의 긴장을 풀고 가장 유익하게 손을 사용하는 것은 시간이 걸린다. 경우에 따라서는 마사지 자격을 가진 사람조차 손가락에 힘이 들어가는 경우도 있다. 이와 같이 필요 없는 손 부분에 긴장이나 압력이 들어가는 것은 안락한 것은 아니다.
　마치 자루달린 걸레질을 할 때 걸레부분은 부드러운 cleanser이듯이 손은 이 cleanser에 해당하고 자루는 팔과 같다. 따라서 걸레부분이 날카롭고 딱딱하고 경직되어서는 안되는 것과 같이 손은 긴장이 풀어져야 한다.
　마사지할 때는 팔의 근육은 긴장되어서는 안되고 몸이 팔로 향해 있어야 한다. 거울 앞에 서서 당신의 팔꿈치를 구부리고 당신 손의 긴장을 풀어라! 그러면 당신의 손가락이 서로 닿지 않는 것을 알 것이다. 당신의 손가락을 모을 때의 느낌에 주의를 기울여 보라!
　당신의 손의 근육과 팔의 근육을 느낄 수 있는가?
　그런 느낌의 긴장을 풀어라! 그리고 얼마나 더 좋은 느낌을 느낄 수 있는지

느껴보라!

　마사지를 하기 전에 당신이 어떤 사람의 몸의 부분을 움직이는 동안에 긴장해소가 지속될 수 있는가를 확인해 보라!

　등이 이것을 확인해보기 좋은 곳이다. 당신의 손에 오일을 조금 떨어뜨리고, 손을 완전히 덮도록 간단히 비비고, 오일을 등뒤에 피기전에 오일을 따뜻하게 한다. 편하고 정확히 서서 당신의 팔목을 구부리고 당신의 손의 긴장을 풀고 그런 다음 부드럽게 당신의 손가락, 손목이 등 밑에 닿을 때 까지 팔을 낮춘다. 당신의 양쪽 손가락이 약간 서로 마주보도록 해야 하고 손님의 머리를 향해서는 안된다. 이렇게 되면 당신의 근육은 긴장된 것이다.

　당신의 손가락이 긴장이 풀리고 서로 분리되었는지를 확인해라!

　손이 그곳에 있는지를 잊고 손바닥에 관심을 집중시켜라!

　당신의 몸무게를 손바닥에 싣고 잔등을 향하여 어깨까지 압력을 가한다. 이때도 손가락은 힘을 빼고 느슨하게 하여 몸과 접촉해 있어야 하고 손을 어깨를 가로질러 움직인다. 그리고 몸무게를 빼서 몸의 압력을 늦추면서 부드럽게 척추 밑까지 다시 돌아온다. 이때 손바닥과 긴장을 푼 손가락은 몸의 양쪽 옆을 감싸듯 내려온다. 당신의 자세와 몸무게를 사용한 압력이 숙달될 때, 그리고 등에 부드럽고 긴장 완화된 움직임을 줄 수 있을 때 당신은 무엇이라도 시도할 수 있다.

8. 마사지의 주요 인자

　마사지를 할 때 중요하게 생각해야 하는 것은 접촉, 계속성, 압력 리듬과 속도이다.

　접촉과 압력은 위에서 언급하였고 계속성을 알아 보면 접촉이 이루어 지면 당신의 손은 몸의 부분에 마사지가 끝날 때 까지 남아 있어야 한다. 필요하다면 당신이 한 손은 떼어도 되나 모두 떼어서는 안 된다. 마사지를 받는 사람의 말초신경이 이를 느낄 수 있어 긴장해소를 깨뜨릴 수 있기 때문이다.

　많은 사람들이 아이스 스케이팅 또는 ballroom 댄스를 보기를 좋아한다. 오랜 동안 하는 스케이팅이나 댄스로부터 나온 리듬은 긴장해소와 조화이다.

예술을 막 배우는 초보자들은 그 움직임이 일정치 않고 평탄치 못할는지 모른다. 그리고 그것을 관람하는 사람들에게는 똑같은 기쁨을 줄 수 있다.

완전하게 즐길 수 있게 하기 위해 마사지운동 역시 부드러운 리듬이 있어야 한다.

개인적인 마사지 운동의 속도는 요구되는 효과에 따라 변할 수 있다. 그러나 전체적인 속도는 급히 하거나 너무 느려서는 안 된다. 물론 평균적인 속도를 내는 것은 불가능하지만 속도를 평가하기 위해 마사지하는 것을 관찰할 필요가 있다.

마사지를 받는 사람은 긴장을 풀어야 하고 전체적으로 천천히 하는 것을 좋아 할 수 있다. 대체적으로 초당 18cm를 초과해서는 안 된다. 그렇지 않으면 긴장완화 보다는 흥분상태에 빠질 수 있다.

9. 마사지의 주요 방법

(1) 쓰다듬기(effleurage, stroking)

쓰다듬기는 두 가지 운동으로 만들어진다. 하나는 심장을 향하여 부드러우면서 짙고 천천히 안정된 움직임과 또 하나는 가볍고 긴장이 풀린 되돌아옴으로 구성된다.

effleurage는 어떤 마사지에도 중요한 역할을 하는데 가장 유연하면서 부드럽고 몸의 모든 부분에 영향을 미칠 수 있는 많은 변화가 있지만 원리는 똑같다. 이것은 시작할 때와 끝날 때에 행해져야 한다. 그리고 다른 형태의 마사지를 하기 전에도 자주 행해진다.

(2) 주무르기 또는 안마하기(petrissage 또는 kneading)

이것은 effleurage 보다 더 힘이 주어지는 운동이다. 손가락과 손을 움직이는 마사지이나. 쉽게 손으로 집을 만큼 살이 있는 곳을 마사지 한 때만 하여질 수 있다. 두 손을 함께할 수 있고, 손바닥을 이용할 수도 있고, 손가락 전체의 길이를 이용할 수도 있으며 엄지와 손가락을 이용할 수도 있는 데, 마사지 하려고 하는 근육의 크기에 따라 위의 방법을 선택해서 사용한다.

물론 처음에는 effleurage로 안마하려는 부분을 긴장을 풀고 따뜻하게 해주고 그 다음 부드러우면서 굳게 하는데 앞에서도 언급했듯이 접촉의 끈김이 없이 한다. 긴장된 근육은 주무르기에 의해 잘 풀어지며 주무르기는 국부적인 혈액순환을 증진한다.

이것은 근육긴장이 대부분 일어나는 어깨부위에 효과적이고 노폐물제거와 혈액순환을 증진시킨다.

(3) 압력을 가하기(friction)

friction은 보통 엄지손가락의 부드러운 압력으로 수행하는 데 경우에 따라서는 손가락으로 행할 수 있고 넓은 부분에는 손바닥 밑 부분으로 행할 수 있다.

접촉한 손은 필요한 부분에서 떨어지지 않고 깊은 원을 그리면서 수행한다. 원을 그리는 동안에 특별한 길을 따라 미끄러지듯 할 수도 있다. friction은 긴장된 마디 말초순환을 돕기 위해 행한다.

(4) 두드리기(percussion)

이 방법은 말 그대로 특정부위를 두드리는 방법으로 주먹이나 컵과 같이 오므린 상태나 척골(새끼손가락쪽의 옆 부분)을 이용하여 일정한 리듬으로 두드리는 방법으로 aromatherapy에서는 사용하지 않는다.

※ Aromatherapy 마사지를 주의해야 할 때
1) 전염병이나 접촉성 병에 걸렸을 경우는 피한다.
2) 열이 계속 날 때는 피한다.
3) 최근에 갈라졌거나 상흔이 큰 부분은 피하고 정유를 carrrier 오일과 섞어 상처 치유에 부드럽게 발라서 상처 치유효과를 본다.
4) 정맥이 확장된 부분은 부드러운 effleurage만을 한다.
5) 암이나 심한 심장병에 걸려있을 경우는 피하고 어깨, 팔, 손, 얼굴, 발 마사지만 할 수 있다.

6) 깨진 피부, 종기, 빈 피부는 피하여야 한다.
7) 술 마신 후는 피한다.
8) 식사를 한 후는 피한다.
9) 매우 배가 고플 때도 피한다.
10) 운동 싸우나 탕에 들어갔다 나온 후 바로는 피한다.
11) 월경 첫 2일은 피한다.(단 국부 마사지는 통증을 완화시킬 수 있다.)
12. 임신 시는 전문가에 의해 행해지는 것이 좋다.

10. 마사지의 실제 기법

(1) 마사지 시작

손이 마사지 시작하는 데 좋은 곳이다. 모든 사람들이 처음 만났을 때나 어떤 경우가 발생했을 때 악수를 하는 것이 일반적이기 때문에 부담이 제일 적다. 마사지를 처음 시작할 때 손부터 시작하는 데 다음과 같은 단계로 마사지를 시작한다.

① 굳은 악수를 하려고 하는 것같이 시술자의 오른 손으로 마사지 받는 사람의 오른손을 가볍게 잡고 시술자의 왼손을 받는 사람의 손등과 손가락 위에 가볍게 놓는다. 그렇게 손등을 잡고 있는 동안에 편안한 이야기를 주고 받는다. 그리고 향에 대해서 설명을 하고 마사지를 하는데 향이 사용된 오일을 사용한다는 것을 설명한다.

② 다음은 마사지를 받는 사람의 팔뚝을 약간 들면서 시술자의 왼손을 받는 사람의 팔뚝 위를 손목부터 위쪽으로, 다시 팔목 밑의 위 부분부터 손목 쪽으로 서서히 쓰다듬는다.

③ 위 2번을 몇 번 되풀이 한 후 다른 손으로 옮겨 같은 방법으로 쓰다듬기를 몇 번 한다.

위와 같은 것을 하는 동안에 시술자와 시술 받는 자가 믿음과 행복감이 생기게 되면 다음 마사지를 수행할 수 있게 된다.

(2) 손과 팔 마사지

① 위의 1~3을 시작으로 3~4회 실시하고 가능하면 같은 쓰다듬기를 팔목 위까지 위쪽부터 밑에 부분으로 움직여 가며 마지막에는 손목에서 멈춘다.
② 이 때 맨 처음 시작할 때와 같이 오른손은 받는 사람의 오른손을 잡고 있어야 한다. 다음은 받는 사람의 손바닥을 위쪽으로 향하게 하고 오른손은 받는 사람의 손을 잡고 왼손 엄지손가락으로 손목부터 시작해서 팔목까지 지긋이 힘을 가하며 미끄러지듯 압력을 가하고 다시 팔목부터 엄지손가락으로 쓰다듬으며 손목까지 내려온다. 다시 오른손으로 같은 방법으로 압력을 가하고 쓰다듬으며 안쪽으로 한다. 이것을 왼쪽, 오른쪽 3~4회 정도 반복한다.
③ 엄지손가락을 손목에 나란히 놓고 다른 손가락은 손목 밑부분에 대고 엄지 손가락에 교대로 힘을 가하며 손목을 눌러준다.
④ 위 3의 동작이 끝나고 엄지손가락을 손바닥을 꽉 누르면서 밑으로 내리는데 뒤에 있는 손가락이 마사지를 받는 손등을 완전히 덮을 때까지 엄지손가락으로 누르면서 미끄러트린다. 다음 엄지손가락 전체 길이로 교대로 손바닥을 어루만지는 데 손가락으로부터 팔목까지 여러 차례 시행한다.
⑤ 마사지 받는 사람의 손등을 위로 향하게 하고 3과같이 반복해서 마사지해 준다.
⑥ 다시 마사지해주는 사람의 손가락이 마사지 받는 사람의 손바닥을 덮을 때까지 밑으로 4와 같이 움직여 내리고 오른쪽 엄지손가락은 받는 사람의 엄지와 검지 사이의 손등을 왼쪽의 엄지손가락은 3번째 손가락과 4번째 사이의 손등을 다시 1번째와 2번째를 오른쪽 엄지로 4번째와 5번째 손가락 사이의 손등을 어루만진다.
⑦ 시술자의 오른손가락으로 마사지 받는 사람의 손바닥을 바치면서 시술자의 새끼손가락 위를 압력을 가해준다. 즉 처음에는 엄지손가락을 새끼손가락 위로하고 검지손가락을 밑으로 한 상태에서 압력을 가하면서 시계방향으로 돌리면서 손바닥이 위로 올라갈 때까지 손가락을 비트는 듯 돌려준다. 차례대로 다른 손가락을 똑같은 방법으로 하고 엄지는 오른손 엄지로

같은 방법으로 한다.

⑧ 다음은 시술자의 왼쪽 손가락과 마사지 받는 사람의 오른손 손가락을 깍지를 끼고 시술자의 오른손으로 마사지 받는 사람의 팔뚝을 잡고 깍지를 낀 손을 천천히 굳게 시계반대 방향으로 그리고 시계방향으로 돌려준다.

⑨ 1번으로 돌아가서 1번을 여러 번 되풀이 한다.

다음은 마사지 받는 사람의 왼손을 마사지 하기위해 위에서 한 방법으로 왼쪽 오른쪽을 방향을 바꾸어 똑같은 방법으로 행한다.

(3) 등 마사지

① 차 한 수푼 정도의 마사지오일을 한 손바닥에 붓고 두 손으로 가볍게 비벼 체온정도 온도를 올린 후 등 전체에 펴 바른다.

② 손을 긴장을 풀고 척추 맨 밑에 척추 양쪽 옆에 손바닥을 대는데 손가락이 어깨를 향하게 하고 미끄러지듯 어깨를 향하여 어루만지기를 한다. 이 때는 몸의 무게를 실어서 어깨까지 미끄러지는 것 같이 한 다음, 어깨뼈에서 등 가장자리로 돌아서 척추 밑부분까지 돌아오는 데, 이 때는 몸무게를 빼고 가볍게 돌아온다. 이 과정을 4~5회 수행한다.

③ 다음은 두 손을 포개어 척추 맨 밑에서 어깨부분까지 척추를 따라 굳게 밀어 올린 후 어깨부근에서 손이 분리되면서 왼손은 어깨 등쪽으로 원을 그리면서 움직이고 오른손은 오른쪽으로 움직인다. 위와 같은 마사지를 4~5번 되풀이 한다.

④ 3에서 마지막번째 어깨부분에서 원을 그리면서 다시 척추부분에 좌우 엄지 손가락이 만난 부분의 척추 왼쪽부분에 시술 받는 사람의 옆에서 엄지손가락을 척추에 직각으로(척추와 1~2cm떨어져) 위치하고 그 부분을 눌렀다 늦추었다 하면서 차츰 척추 맨 밑까지 내려간다.(왼쪽과 오른쪽엄지를 교대로 누르면서) 왼쪽이 끝나면 오른쪽으로 가서 같은 방법으로 척추 오른쪽부분을 한다.

⑤ 2에서외 같이 척추 양쪽등에 손바닥을 놓고 어깨부분까지 누르면서 올라가서 다시 내려오는데 밑까지 내려오지 않고 어깨뼈 부근에서 다시 맨 위로 누르면서 올라가서 다시 내려오는데 이번에는 조금 밑으로 내려왔다가 다

시 누르면서 맨 위로 올라가고 다시 내려와서 허리부분까지 내려오고 조금씩 밑으로 올라갔다 다시 내려오고 해서 척추 맨 밑에서 끝날 때까지 원을 그리면서 어루만진다.
⑥ 2와 같은 동작을 2번 되풀이 한다.
⑦ 2와 같이 하면서 어깨까지 하지 않고 겨드랑이쪽으로 밀고 다시 압력을 가하지않고 똑같은 길을 내려온다. 이 과정을 2번 반복한다.
⑧ 7과 같이 하되 이번에는 가슴까지 똑같은 방법으로 마사지한다. 역시 2번 한다.
⑨ 2에서 하는 마사지, 즉 척추 맨 밑의 양쪽에서 어깨쪽으로 몸의 무게를 실어 어깨까지 손바닥으로 밀어 올리고 중간쯤에서 왼쪽옆구리 부분으로 두 손을 평행으로 모으면서 손가락의 방향은 겨드랑이를 향하도록 하고 엄지손가락은 겹치도록 자세를 취하면서 두 손 사이의 살이 죄어지도록 압력을 가했다 늦추었다 하면서 허리 중간서부터 겨드랑이부분으로 향한다. 이것을 2번 반복한다. 다시 한 손을 몸에서 떼지않고 척추중간으로 내려온 후 앞에서 한 것과 같이 두 손으로 옆구리부분을 죄어지도록 압력을 가했다 늦추었다 하면서 4번 반복한 후 다시 허리부분에서 똑같은 움직임으로 한번 더한다.
⑩ 척추중간부분에서부터 척추위쪽 끝까지 다음과 같이 마사지를 하는데 우선 시술받는 사람의 옆에서 척추왼쪽 1~2cm(약간 들어간 부분)에 엄지손가락을 제외한 손가락 끝을 척추와 수직으로 위치 시킨다. 미끄러지듯 척추중간부터 척추위쪽까지 어루만지기하고 되돌아와서 손가락을 압력을 가하면서 겨드랑이위치까지 밀어 올라간다. 한 손을 떼지않고 부드럽게 중간부분까지 내려오고 다시 되풀이 한다. 2번 더 반복한다. 오른쪽에서 9. 10번을 똑같은 방법으로 시행한다.
⑪ 다시 2번을 4번 반복한다.
⑫ hip부분부터 어깨까지 척추를 중심으로 왼쪽부분을 손바닥전체로 미끄러지듯 effleurage(어루만지기)를 하는데 손가락에 힘을 주고 한다. 이때 두 손을 교대로 하는데 한 손은 머리를 향해 똑 바르게 하고 다른 손은 똑바른 손위쪽에 옆구리를 향하도록 놓고 effleurage를 행한다. 두 손은 부채모양을 하고 몸의 옆구리로 가는 듯이 행한다. 어깨부분에서 마치는

데 한 손을 다시 hip부분에 와서 다시 시작한다. 3번 반복한다. 오른쪽을 똑같은 방법으로 마사지 한다.
⑬ 허리부분의 척추양쪽으로부터 엄지를 이용해서 조그만 원을 그리듯 hip뼈까지 friction을 행한다. 3회 반복한다.
⑭ 2번을 4~5회 반복한다.

(4) 다리 뒷부분 마사지

① 차스푼1/2 정도의 마사지 오일을 손바닥에 놓고 두 손바닥으로 따뜻한 체온이 될 때까지 비빈 후 다리 뒤 부분에 펴 바른다.
② 마사지 table 옆에서 복사뼈를 교체해서 손을 위치한다. 다리의 뒤부분을 감싸 쥐듯 부드럽게 잡는다. 손바닥이 다리의 위쪽에 오도록 하고 허벅지 부분까지 굳게 미끄러지듯 쓰다듬기를 한다. 다시 부드럽게 복사뼈까지 되돌아 온다. 이 과정을 5~6회 반복한다.
③ 한 손으로 발을 위로 들어올리고 다른 손으로 다리 뒤를 누르면 쓰다듬기를 한다. 복사뼈 부분부터 무릎 부근까지 한다. 이 때 다리 뒤부분의 중심에 손바닥이 손가락은 긴장을 푼 상태에서 다리를 감싸 쥔다. 4~5회 반복한다.
④ 침대 밑에 서서 복사뼈로부터 무릎까지 다리의 뒤를 두 엄지손 가락으로 압력을 가하면서 미끄러지듯 눌러준다. 다시 힘을 빼고 가볍게 다리 옆을 따라 쓰다듬기를 한다.
⑤ 2번을 5~6회 반복한다.
⑥ 다른 다리를 똑같은 방법으로 마사지를 진행한다.

(5) 다리 앞부분 마사지

① 앞에서와 같이 오일을 바른다.
② 손을 서로 반대방향으로 향하게 하고 서로 교차해서 다리 뒤 부분 마사지하듯이 다리 전체를 굳게 미끄러지듯 쓰다듬는다. 다시 다리 측면으로 가볍게 되돌아 온다. 두 손으로 감싸듯이 쓰다듬는다. 3~4회 반복하고 허벅지 부분까지 움직인 후 끝낸다.

③ 몸을 돌려 손이 복사뼈를 향하게 한다. 허벅지 옆에서 무릎까지 가벼운 쓰다듬기를 한다. 그곳에서 손 전체로 허벅지다리 위쪽까지 굳게 쓰다듬고 다리중간 위쪽을 향하여 압력을 가하면서 들어 올린다. 3회 되풀이 한다.
④ 무릎 위쪽부근에 다리 안쪽에서 바깥쪽으로 굳게 쓰다듬기를 하고 오른 손으로 바깥쪽에서 안쪽으로 대각선으로 똑같이 쓰다듬기를 하여 다리 위쪽에 도달하도록 한다. 3~4회 수행한다.
⑤ 검지와 엄지손가락으로 다리를 놓듯이 하는데 두 검지는 밑으로 엄지는 무릎 종지뼈 위에서 밑으로 눌러준다. 그리고 손 전체를 이용해서 무릎 옆을 돌려가며 쓰다듬기를 한다. 4~5회 시행한다.
⑥ 2번을 3~4회 되풀이 한다.

(6) 복부 마사지

복부 마사지는 누구나 한번 정도는 해보았을 것으로 생각되며 복부의 불편함 소화불량 또는 통증 시 탁월한 효과를 나타낸다.
① 적당량의 오일을 복부에 바른다. 명치부분에 손가락을 손을 위치시켜 놓는데 갈비뼈 끝쪽으로 새끼손가락이 닿도록 하고 허리 부분으로 손을 끌어 내린다. 손가락을 몸밑(허리부분)으로 돌리고 잠깐 멈추고 허리부분을 굳게 왼쪽으로 들어 올린다. 다음은 그 부분에서 손을 골반을 향하여 마치 다이아몬드 형태를 하듯이 밑으로 끌어 내린다. 다시 가볍게 원 위치로 돌아가서 3~4회 되풀이한다.
② 양손의 바깥 끝부분을 사용하면서 왼쪽 갈비뼈와 오른쪽 갈비뼈순으로 하면서 쓰다듬기를 한다.
③ 손바닥으로 배꼽으로부터 7~8cm 떨어져서 약간 힘을 가하면서 시계방향으로 서서히 원을 그리면서 쓰다듬기를 한다.
④ 마사지 받는 사람의 손을 꾸부려 집게손가락을 엄지손가락 끝 정도의 위치에 배꼽 위에 놓고 배꼽선상의 약지와 새끼손까락 사이의 점을 단전이라고 하며 긴장과 정서의 자리이다. 가운데 손가락을 이 단전에 올려놓고 다른 손의 중지로 힘을 보강하고 단전을 찌르지 말고 부드럽게 시계방향으로 마사지 해준다. 피부 겉 부분을 해주는 것이 아니라 내부조직을 마사

지 해준다. 이러한 마사지가 어렵다면 손바닥을 사용하고 다른 손으로 힘을 가해서 마사지 해준다.
⑤ 배의 중심에서 명치를 거쳐 갈비뼈 밑을 돌아서 허리부분 쪽으로 돌리면서 쓰다듬기를 해준다.
⑥ 2번을 다시 반복한다.

(7) 두피 마사지

이것은 두통으로 고통 받는 사람에게 좋은 효과가 있다.
① 마사지 받는 사람의 머리 위쪽에 서서 머리 선을 따라 가능한 한 손가락을 위치한다. 머리 선을 따라 움직인 다음 손 전체를 이용해서 꼭대기까지 어루만지기를 한다. 5~6회 반복한다.
② 두피에 손가락을 접촉시킨 상태에서 마치 손가락으로 두피를 베끼듯이 위로 끌어 올린다. 위치를 바꾸어가며 모든 두피가 골고루 마사지 될 때까지 되풀이 한다.
③ 1번을 반복한다.

(8) 얼굴마사지

① 마사지 오일을 손바닥에 놓고 전과 같이 비빈 후 위가슴 목 얼굴에 펴 바른다.
② 목에서부터 얼굴에 부드럽게 위 방향으로 양손으로 쓰다듬기를 한다. 눈썹부분서부터 시작해서 가운데 손가락으로 눈 주위를 가볍게 원을 그리며 쓰다듬기를 하고 손을 교대로 이마 위쪽으로 쓰다듬기를 하고 두 손을 관자놀이 쪽으로 미끄러지듯 쓰다듬고 관자놀이에서 부드러우면서 굳게 압력을 가한다.
③ 머리 양쪽 귀가 있는 정도에 양쪽 손가락을 대고 엄지손가락은 눈썹 사이에 이마 중간에 위치시키고 밑으로 지긋이 누르고 엄지로 머리쪽으로 움직인다. 머리선까지 3~4번 되풀이 한다.
④ 손을 바꾸어가며 똑같은 위치에 어루만진다.
⑤ 이 때 양손가락은 머리 양쪽 편에 그대로 위치하고 있어야 한다. 4가 끝나

면 엄지손가락을 나란히 눈썹 사이에 놓고 눌렀다 늦추었다 하고 엄지손가락을 눈썹을 따라 관자놀이까지 움직이고 되풀이한다. 이것을 2번 더한다. 한 엄지를 이마까지 움직이고 엄지손가락을 함께 이마 한가운데를 누르고 관자놀이까지 움직인다. 이 과정을 1, 2번 되풀이 하여 머리선까지 이를 때까지 진행한다.

⑥ 손을 머리 옆 부분에 위치해 있으면서 엄지손가락을 이마 중심에서 만나도록 놓고 이때 손가락은 턱을 향하게 하고 누르면서 관자놀이까지 미끄러진다. 3~4회 반복한다. 이 때 엄지손가락의 기저부분에 돌출한 근육을 이마의 중심에 두는 것을 의미한다.

⑦ 엄지 손가락은 이마에 놓고 2째 손가락과 3째 손가락을 코의 옆에서부터 눌렀다 늦추었다 하면서 얼굴 바깥쪽으로 움직여 간다. 관자놀이 가까이까지 움직여 간다.

⑧ 코 꼭대기로 돌아와서 압력을 가하면서 관자놀이까지 미끄러져 내려간다. 2번 정도 되풀이 한다.

⑨ 입술 맨 위에 검지를 위치시키고 3째와 4째 손가락을 입술 밑의 턱에 위치시키고 새끼손가락은 턱밑에 두고 손바닥으로 얼굴을 감싸 쥐고 양손을 관자놀이쪽으로 끌어올린다. 손가락 끝이 관자놀이에 왔을 때 엄지손가락을 이마의 중간에 위치시키고 손가락이 만나도록 압력을 가하면서 미끄러트린다. 그리고 손가락을 들어 올리는데 이때 관자놀이를 떠나 앞쪽으로 굽힌다. 전체를 3,4회 더 되풀이 한다.

⑩ 3번을 되풀이하면서 목의 위 부분부터 밑으로 가슴과 어깨뼈를 거쳐 목의 위 부분과 눈 이마까지 마치고,이때 이마를 서서히 어루만지기를 하고, 두 번째 손이 이마에 달 때까지 진행하고 마친다.

(9) 어깨 마사지

자주 목의 위와 어깨가 긴장되었을 때 하는 마사지 법으로 어깨뼈의 밑까지 마사지를 해준다.

① 마사지 오일을 보통 다른 곳에 바르듯 어깨뼈 부근에 바른다.
② 엄지손가락을 사용하면서 왼쪽 어깨를 어루만진다.

③ 어깨근육을 잡고 쥐어짜듯 잡고 놓고 하는데 어깨 끝에서 목쪽으로 해나 간다.
④ 엄지손가락으로 교대해가며 쓰다듬는다.
⑤ 엄지손가락으로 어깨에 있는 작은 뭉침을 압박하기를 한다.
⑥ 1번의 어루만지기를 다시 하고 마친다.

제12장 냄새와 후각

혼히 냄새에 대한 인간의 감각은 많은 동물에 비해 뒤떨어 진다고 말하고 있다. 사람보다 동물은 먹이의 위치를 확인한다든지 동료나 어미를 인식한다든지 약탈자나 해로운 물질과 같은 위험으로부터 도망간다든지 하는데 후각이 매우 중요하다.

뇌 중에서 후각에 많은 부분을 차지하고 있는 동물은 macrosmatic(강하고 예민한 후각을 가진)이라고 하며 고슴도치나 개를 예로 들 수 있다. 인간은 macrosmatic 동물만큼 크거나 우세한 뇌의 후각부분을 가지고 있지 않은 microsmatic(후각이 비교적 발달하지 않은)이라고 한다. 우리 인간은 시각이나 청각보다 후각에 덜 의존적이다.

그러나 맛의 감각에 대해서는 후각의 의존도는 크다. 우리가 음식의 냄새를 맡지 못할 때 음식의 맛을 덜 느낀다. 또한 냄새는 우리 인간의 기억과정과 정서적인 행동과정에 큰 역할을 한다. 여기서 후각을 이해하고 후각이 어떻게 작용하는가를 이해하기 위해 다음 몇 가지 단어에 대한 설명은 도움이 될 것이다.

• 냄새는 후각계를 자극하는 공중에 있는 화학물질이다.
• 악취는 불쾌한 냄새를 말한다.

Scent는 향기를 나타내기도 하지만 동물이 남긴 냄새를 나타내기도 한다. 이 냄새는 동물의 영역을 표시하기 위해 사용된다. 모든 냄새 나는 물질은 휘발성이 있다. 즉 증기로 될 수 있다.

1. 후각

냄새와 풍미(odor와 flavor)는 화학물질이다. 따라서 후각과 미각은 화학적인 감각으로 알려져 있다. 후각과 미각은 시각, 청각, 촉각과 함께 인간의 5감을 이룬다.

이 감각들은 신경계의 일부분이고 각각은 뇌에 정보를 보내는데 특별한 세포를 이용한다. 이 세포들이 세포막의 표면에 있는 단백질 분자들을 특화 시킨다. 이 단백질들은 수용기(receptor)라고 부른다. 후각이나 미각에서는 이 수용기를 화학 수용기라고 한다. 후각 수용기세포는 코 안에 있고, 맛의 수용세포인 미각기관은 혀에 있다. 그것들은 그들 표면에서 만나는 특별한 화학 분자들과 반응을 나타낸다. 이 반응을 chemoreception이라고 한다. 후각의 연구는 매우 복잡하고 최근에 이해되기 시작하였다.

그러나 뇌가 jasmin이나 장미를 어떻게 구분하는지는 신비로 남아 있다.

(1) 후각계(olfactory system)

후각계는 후각과 관계되어 있는 신경계의 일부이다.

후각계는 주로 신경조직으로 구성되어 있고 코에서 시작되며 다음의 3가지 기본구획으로 구성된다.

- 후각 상피
- 후구(olfactory bulb)와 후삭(후각전도로)
- 후각 피질(후각기능을 진행하는 뇌의 부분)

① 후각 상피

후각상피는 후각막으로 알려져 있고 주로 각 코의 맨 위쪽에 위치해 있다. 이것은 거의 2.5cm^2 정도의 크기이고 약 1000만개의 세포로 구성되어 있다.

후각상피는 3가지 형태의 세포로 구성되어 있는데 수용세포, 지지세포, 기저 세포로 이루어져 있다. 수용세포는 감각신경세포 또는 신경세포로 연장된다. 즉 축색돌기와 수상돌기에 의해 연장되어 진다. 수상돌기는 상피표면까지 확장 되고 섬모라고 불리는 머리털 같은 모양으로 확장되어 끝이 난다.

이것은 상피표면에 마치 파도 치는 것과 같은 스파게티처럼 보인다.

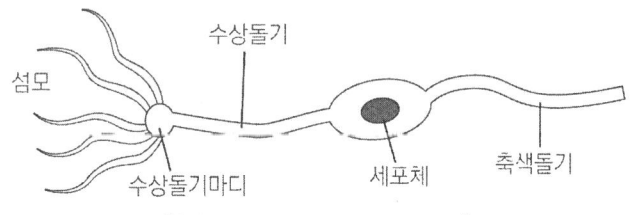

[Olfactory receptor neuron]

수용세포의 신경세포는 상피 바깥부분까지 확장된다.

여기서부터 신경세포는 사상판(체처럼 구멍이 있는 판)을 통과하고 후구와 연결된다. 지지세포는 수용세포 주위를 기둥과 같이 싸고 있다. 그리고 이 지지세포는 신경세포를 가지고 있지 않기 때문에 어떤 감각적인 정보를 실행하지 않는다고 믿는다. 이 지지세포는 코를 통하여 몸으로 들어가는 외부물질에 대하여 작용하는 해독효소를 분비한다.

기저세포는 후각상피중에 가장 깊숙한 곳에 있다. 이 기저세포는 일생을 통해 새로운 수용세포를 만들어낸다. 각 수용세포는 30~45일의 수명을 유지한다. 기저세포는 상피의 표면에 나타나는 새로운 수용세포의 저장소이다. 기저세포의 활동을 통한 후각수용세포의 대체는 의학연구자들에게 큰 흥미 거리이다. 어떤 신경세포들은 손상을 입은 후에 대체되어 질런지도 모른다는 연구가 제시되었다

인간의 뇌세포가 죽었을 때 뇌세포는 대체되지 않는다. 대체될 수 있는 유일한 인간의 신경세포가 후각상피세포이다.

뇌가 손상된 환자들에 대한 해답을 발견하려고 하는 과학자들이 이 후각세포의 독특한 성질을 가진 실마리를 연구하고 있다.

② Bowman's gland

Bowmans gland는 후각상피에 있는 분비선이다. 이것들은 상피표면과 섬모 주위를 덮는 점액을 분비한다.

이것들은 점액질에서 면역역할과 냄새물질 운반역할을 하는 단백질을 분비하기도 한다.

③ 후각 점액

상피를 덮고있는 후각 점액은 2가지 주요 기능을 한다.

1) 첫째 : 보호기능
2) 둘째 : 냄새물질 운반기능
3) 보호기능 : 외부물질, 환경적인 독소, 세균이나 바이러스와 같은 미생물들은 코를 통해 몸으로 들어갈 수 있다. 독감바이러스가 하나의 예이다. Browman's 분비선은 immunogloblin A,M을 분비하는데 이 두 물질은 면역의 장

벽역할을 한다. 이 장벽기능이 중요한데 상피에 있는 수용세포는 후각신경을 통해 중추신경계로 직접 인도하기 때문이다. 또 지지세포에 의하여 점액속으로 분비된 해독작용이 있는 효소에 의하여 다른 방어기능이 주어진다. CytochromeP-450이라는 효소가 간에서도 발견되는데 이 효소가 코를 통해 들어온 약간의 외부물질 들을 대사 하는데 도움을 준다. 그러나 코에 너무 많은 점액이 있을 때 예를 들면 감기에 걸렸을 때 이 점액이 들어오는 냄새물질 들의 방어역할을 한다. 이것이 감기가 걸리면 어떤 사람의 냄새감각을 방해하는 이유이다.

4) 냄새물질 운반기능 : 후각점액의 다른 기능은 냄새물질 운반역할이다. 점액은 냄새물질이 코를 통해 상피에 도달하였을 때 냄새분자가 들어가는데 적당한 환경을 제공한다. 그러나 이 환경은 수성인데 반해 냄새분자는 유성을 나타낸다. 따라서 냄새물질은 수성인 점액에 녹지 않는다. 따라서 점액을 통해 냄새분자를 운반하기위해 Bowman's 분비선이 냄새물질을 잡는 단백질을 분비한다. 이 단백질이 냄새물질을 잡아서 섬모 위에 있는 수용세포까지 점액질을 통해 냄새물질을 운반하는 것으로 믿고 있다. 섬모의 이 망상조직은 냄새분자 들에게 매우 큰 상호작용 표면을 제공한다.

④ 후구와 후삭

후구와 후삭은 후각상피와 후각 피질을 연결하는 부분이다. 후구는 두개골에 있는 적은 체(조리)와 같은 얇은 천과 같은 뼈인 사상판 위에 위치한다. 사상판 밑에 있는 수용세포로부터 나온 축색돌기가 뼈를 통해 후구까지 연결된다. 이 축색돌기의 돌출이 후각신경인 두개골신경을 형성시킨다. 후구는 후삭의 확장된 끝이다. 후구나 후삭은 뇌조직이다. 후구는 두개가 있는데 코 각각의 상피의 위쪽에 하나씩 있다. 각구는 성냥의 머리크기 정도의 크기이고 여러 층의 다른 신경세포로 구성되어 있다.

이것은 마치 양파층과 같이 정리되어 있다. 주요한 신경세포는 승려모자 모양의 mital세포와 장식술 모양의 술이 달린 세포이다. 후각신경 축색돌기는 후구까지 뻗쳐있고 위의 주요 신경세포들과 접촉하고 있다. 이 접촉이 synaptic접촉이라고 하는데 후각계에서 첫번째 접촉이다. Synapse(뉴런연접)은 두 신경 사이의 접합점 또는 공간이다. 후구에서 전달된 정보는 mitral과 tufted세포들의 축삭돌기식 돌출부를 통하여 나온 전기적인 신호로 나타난다. 이 돌출부는 후삭을 구성하고 뇌의 후각 피질의 뒤까지 연결된다.

⑤ 변환(transduction)

코에 있는 섬모에 도착한 그리고 뇌까지 연결시키는 전기 화학적인 반응의 방아쇠를 당기는 냄새물질로 시작하는 과정의 연속성에 대해 언급해 보기로 한다. 이것은 후각의 변환으로 알려져 있고 여러 단계로 일어난다. 냄새물질들은 코를 통해 후각점막에 도달하고,
1) 다음은 앞에서 언급한 바와 같이 점막에 있는 섬모와 만나고 섬모의 표면에 위치되어 있는 수용단백질과 결합한다.
2) 이 결합은 축색돌기 이하로 전달되는 전기적인 자극으로 유도된다.
3) 이 자극은 축색돌기끝에서 화합물(신경 전달물질)의 방출을 하게 된다.
4) 이 신경 전달물질은 축색돌기 사이의 공간을 가로질러 발산한다.
5) 그리고 다음 축색돌기에 있는 수용기와 결합한다. 이 경우 수용기는 후구에 있는 mital 세포들이다.
6) 위의 결합은 그 축색돌기에 있는 전기적인 자극의 유발로 이끌어 지며 이 과정이 되풀이 된다.

냄새신호는 후삭을 따라 뇌에 있는 후각 피질까지 보내진다. 지금까지 설명한 것은 아주 기본적인 변환의 설명이고 냄새수용기들의 기능에 대한 세부적인 내용들은 매우 복잡하다. 단백질 효소 그리고 2차 messenger 등이 관여하고 있는 복잡한 과정으로 이루어져 있다.

⑥ 후각 피질

후각 피질은 뇌에 있는 감각 부분의 하나이다. 이것은 대뇌피질에 있는 측두엽에 위치해 있다.

대뇌피질은 뇌의 두 대뇌반구를 덮고 있는 둘둘 말린 모양의 회색물질의 덮개이다. 이 피질은 네 개의 엽으로 나뉘는데 전두엽, 측두엽, 정수리엽, 후두엽이 그것들이다. 감각계가 연결되는 것이 이들의 엽까지이다. 예를 들면 정수리엽은 맛, 후두엽은 시각과 연결되어 있다.

후각 피질은 배모양의 피질과 amygdala라고 하는 소뇌엽으로 구성되어 있

다. 이 두 구조는 후삭으로부터 신경섬유를 받고 있다. 후각계는 다른 신경계가 시상을 통하는 것과는 달리 직접 감각 신경섬유가 후각 피질에 도달하는 독특함이 있다. 시상은 감각이나 운동활동에서 정보를 조정하기 위한 뇌에 있는 중개 정거장이다.

후삭이 시상을 통하지 않고 후각 피질에 직접 만나는 것은 후각이 다른 감각보다 더 감정적인 영향을 주는 것으로 믿어진다. Amygdala라고 하는 소뇌엽은 역시 다른 뇌 구조의 일부이거나 변연계의 일부이다.

(2) 변연계

변연계는 감정적인 행동이나 기억에 연루되어 있는 소뇌의 일종이다. 변연계는 복잡하게 굽은 구조를 하고 있고 old brain이라고 알려져 있다. 왜냐 하면 주요 포유동물의 것과 다름이 없기 때문이다. 변연계에 포함된 구조가운데에는 amygdala, 시상, 시상하부가 있다.

변연계는 다음과 같은 것에 관여한다.
- 종이나 개체의 생존에 관계되는 감정 즉 공포, 노여움, 성적행동 등.
- 위의 감정에 대한 내장의 반응 즉 호흡의 변화, 위장활동 등.
- 오랜 기억과 관련된 과정
- 식욕과 혈당조절

Amygdala는 후삭으로부터 자극을 받는다. 이것은 감정적인 행동이나 식욕과 관계된다. 먹고 싶은 욕망이나 식욕부족은 amygdala에 의해 영향 받을 수 있다. 두려움, 공격, 슬픔, 그리고 그 반대 기쁨, 행복감과 같은 감정은 amygdala에 의해 야기될 수 있으며 부가적으로 성적 행동이나 배운 정보에 의한 기억에도 관여한다. 시상은 뇌의 다른 부분에 감성적인 정보를 조절하는데 관여하는 것으로 언급되어 왔다. 시상은 뇌간 위의 뇌 중간에 위치해 있고 그 밑에는 시상 하부가 놓여 있다.

① 시상 하부

시상 하부는 뇌의 주요한 자율 중추이며 교감신경과 부교감 신경계에 중요한 영향력을 가지고 있다. 시상 하부는 변연계를 통해 후각 신경자극을 받는

데 다음과 같은 몸의 활동을 감시하는 역할을 한다.
- 뇌하수체를 조절하고 호르몬 분비를 조절한다.
- 몸의 물의 양과 갈증을 조절한다.
- 음식의 섭취와 식욕을 조절한다.
- 혈당조절을 한다.
- 체온조절을 한다.
- 외부자극에 대한 감정적인 행동을 조절한다.

시상 하부는 몸의 온도의 변화와 피의 화학물질의 균형변화에 민감하다. 따라서 시상 하부는 여러 가지 호르몬을 분비하는 뇌하수체를 조절하며 몸에 있는 화학물질의 불균형에 반응한다.

몸의 내장기능은 냄새 맛 그리고 감정에 따라 영향을 받는다. 이러한 자극은 자율신경계를 통해내장의 반응을 일으킬 수 있다. 예를 들면 음식에서 나는 기분 좋은 냄새에 의한 침의 분비 그리고 기분 나쁜 냄새나 기억된 기분 나쁜 냄새에 의한 메스꺼움 등을 들 수 있다.

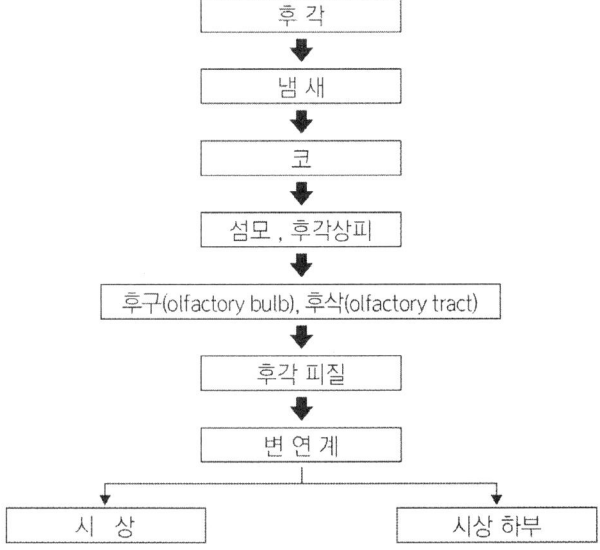

② 감정적인 반응

자극에 대한 감정적인 반응은 복잡한 문제이다. 간단하게 시상 하부는 감각계와 변연계로부터 정보를 받는다. 기억으로부터 받은 정보는 시상 하부로 간다.

자극에 의해 반응해서 나타나는 정서적인 행동은 자율신경에 나타나기도 하고 내분비계에도 나타나고 또는 활동으로 나타나기도 한다. 감정적인 행동은 내부감정이 일어 났을 때의 외부로의 신호이다.

예를 들면 어린아이가 혼자 남아 있을 때의 두려움에 대한 반응은 울거나, 숨을 죽이거나, 외치거나 할는지 모른다. 만약에 어린아이가 이런 반응에 성공적인 효과를 갖는다는 것을 배우면 기억해 두었다가 두려움이 발생했을 때 사용한다. 냄새에 의한 기억은 그 냄새가 발생한 경험과 함께 변연계에 저장된다. 이 기억은 그 냄새가 다시 나타났을 때 다시 만들어진다. 예를 들면 모든 사람은 어떤 장소, 사건, 사람이 어떤 냄새와 연결되었을 때 그 장소, 사건, 사람을 연상하는 경험을 하였을 것이다.

어떤 꽃의 냄새는 어떤 사람의 정원의 기억을 불러올 수 있거나 소독제는 즉시 병원의 경험을 불러올 수 있다. 좋아하는 친구가 사용한 어떤 향을 맡았을 때 그 냄새를 다시 맡으면 사랑의 감정을 불러 일으킨다.

후각연구는 어떤 냄새들은 몸에 특별한 효과를 가질 수 있다는 것을 보여주고 있다. 예를 들면 필라델피아에 있는 Monell chemical senses center에서 한 연구에서 다음과 같은 사실을 보여주었는 데, 남성의 겨드랑이 냄새를 규칙적으로 조절해서 여성이 냄새를 맡게 하면 여성의 생리주기를 조절하는데 도움이 된다는 것이다. 이것은 몸 냄새가 미묘한 형태의 화학적인 신호전달수단 일는지 모른다는 것을 믿게 한다.

제13장 Aromachology

지금까지 향이 신체적 정신적 효과에 대해서 알아 보았는 데 향이 인체에 미치는 효과는 여러 면에서 확인할 수 있다.

여기서는 향이 정신적인 면에 어떻게 영향을 미치는 가에 대해서 언급해 보기로 한다. 물론 앞에서도 언급한바 있지만 새로운 각도에서 아니 새로운 각도라기보다는 보다 과학적이라고 하는 것이 타당할 것 같다. 지금까지는 aromatherapy라는 언어 속에서 향의 효과를 알아 보았는 데 새로운 언어 aromachology라는 언어를 두고 생각해 본다.

물론 두 내용의 일치된 부분은 정신적인 면에 국한되지만 어원부터 살펴보면 이해가 되리라 생각된다. Aromachology라는 말이 소개되기 전에는 aromatherapy라는 언어 밑에서 감정과 정서에 미치는 향의 효과를 다루었다. 물론 천연향의 효과이다. 그런데 1982년 Fragrance research fund가 만들어 지면서 aromachology라는 말을 만들어 내고 그 영역을 정의하였다. 물론 이 fund는 비영리 단체로 1993년 olfactory research fund로 명칭을 바꾸었다. 이 단체가 정의한 내용을 살펴보면

※ Aromatherapy는
- 민속학적인 전통에 의한 향의 치료효과 추구
- 정신적 신체적 치료효과 추구
- 마사지를 통한 피부흡수, 내복, 후각 등을 통한 생리적 효과 추구
- 천연 정유만의 사용
- 인식 자체보다는 직접적인 생리작용 등의 목적을 둔다라고 정의하였고

※ Aromachology는
- 재연성 있는 과학적 접근방법에 의한 통계적 분석가능 요구
- 인간의 삶의 질을 향상시키기 위한 감정 행동에 미치는 일시적 효과추구
- 천연이건 합성 또는 혼합물의 효과추구를 목적으로 하고 있다.

물론 위의 정의가 옳고 그름을 떠나 aromachology가 추구하는 분야는 ar

omatherapy가 추구하는 영역 중에서 감정 행동에 미치는 영향을 천연이건 합성이건, 합성과 천연의 혼합물이건 구분하지 않고 과학적인 접근방법에 의해 결과를 도출하려는 데 의의를 두어야 할 것이다. 물론 aromatherapy라는 언어 밑에 위의 과학적인 방법을 사용하는 것은 그 누구도 반론 할 수 없을 것이다. 하여튼 aromachology가 추구하는 바는 뚜렷한 자체의 영역이 있고 과거 20여년 동안 미국, 유럽, 일본 등지에서 많은 연구가 진행되어 왔다. 감정, 기분, 정서 뿐만이 아니고 뇌에서의 전기적인 활동, 심장박동, 기억과 자발적 비자발적 행동과 같은 인식기능 등에 관한 신체적인 매개변수 등이 그것들이다. 이것들을 몇 가지 그룹 나누어 알아본다.

1. 냄새와 전기적인 뇌 활동에 대한 것

(1) 유발전위

Koval 등은 자극이 코에 주어졌을 때 코에 관한 유발전위들 사이에 차이가 있음을 발견하였고 그 차이들은 자극의 유쾌함과 관련이 있다는 것을 증명하였다.

Vanilla, phenylethylalcohol과 acetaldehyde를 낮은 농도(실험대상의 한 사람들에 의하여 기분 좋다고 생각된 농도)로 사용해서 반응잠복(자극이 주어졌을 때와 반응이 시작했을 때와의 사이의 경과된 시간)과 반응 절정의 크기는 왼쪽 코에만 냄새가 주어졌을 때가 더 크다는 것을 확인하였다.

황화수소, 탄산가스 또는 높은 농도의 acetaldehyde, 박하뇌를 가지고 실험했을 때는 반대결과를 나타냈다. 실험자들은 오른손잡이와 천진난만한 피검자들을 대상으로 실험을 하였다.

실험자들은 다른 쪽을 자극해서 생긴 국소적인 전위차는 두 반구가 다른 질의 정서적인지 정보를 처리하는 습관과 관련이 있다고 믿는다. 그들은 기분 좋은 감정은 왼쪽 반구에서 처리되고, 기분좋지 않은 감정은 오른쪽 반구에 의해 처리된다고 보고하였다는 것을 지적하였다. 이 주제는 Ehrlichman에 의해서도 확인되었는데 기분 나쁜 냄새는 오른쪽 코에 맡을 때가 왼쪽 코에 맡을 때보다 더 나쁘게 반응한다고 보고하였다. 또 Saito 등에 의하여 행한 레몬오일과 isovaleric acid에 관한 뇌의 반응을 확인하는 과정 중에 왼쪽 반구가 레몬오일에, 오른쪽 반구가 isovaleric acid에 더 반응하기 쉽다는 것을 발견하였다.

CNV(contingent negative variation:수반성 음성변동) : 이것은 1964년 영국의 Walter 등에 의해 처음으로 보고된 방법으로 각종의 감각자극이 전두엽에서 수렴하고 있다는 것에 착안하여 피검자에게 한 쌍의 소리(삐소리)와 섬광을 제시하고 유발뇌파를 조사할 경우 소리와 빛자극을 간격을 두는데 이 두 자극 사이에 천천히 음성전위가 나타나는 것을 조사해서 흥분 진정상태를 확인하는 방법으로 냄새물질을 처음으로 응용한 사람은 일본인 Tolii 등이다.

Tolii 등은 흥분에는 카페인을 투여하고 진정에는 nitroazepam등을 투여해서 조사하고, 쟈스민 향기와 라벤더 향기를 조사했다. 그 결과 쟈스민은 카페인 투여시와 유사한 결과, 즉 흥분성으로 나타났고 라벤더의 경우는 진정제 투여시나 잠에서 깨어난 직후와 유사한 진정효과를 얻었다.

(2) 뇌파

유발전위나 CNV는 새롭게 들어오는 자극에 대한 직각적인 반응에 대한 양상이다. 그러나 어떤 연구자들은 안정된 상태의 뇌파에 대한 냄새물질의 효과에 대해서 관심을 기울였는데, 이 안정된 상태의 뇌파는 새로운 자극에 의해 직접적으로 야기되지 않는다.

이 안정된 상태의 뇌파는 어떤 사람의 의식수준에 따라 높은 감도로 변화하는 것으로 알려져 있다. 그것들은 주파수에 의해 구분된다.

가장 낮은 주파수를 갖는 뇌파는 δ파라고 하고, 4~7Hz의 주파수를 갖는 뇌파는 δ파라고 하고 하며, α파는 8~13Hz를 갖는 뇌파, 13Hz 이상은 β파로 부른다. 뇌가 깊은 생각에 몰두할 때나 정서적으로 심한 지능상태에 있을 때 β파가 우세하고 α파는 방해를 받는다.

α파는 긴장이 풀린 상태나 조정상태에서 우세하게 나타난다.

일본의 많은 연구자들이 뇌파활동에 미치는 여러 가지 물질들을 연구해 왔는데 그 중에서 Sugano는 lavender, cineol, sandalwood와 a-pinene의 존재하에서 EEG의 α파의 활동이 증가되고 쟈스민의 존재하에서는 β파가 증가된다는 것을 보고하였다.

Nakagawa 등은 cineol과 methyljasmonate는 경계가 줄어들 때 나타나는 δ파와 α파의 증가를 저해하고, 반대로 jasminlactone은 α파와 δ파의 양을 증가시킨다는 것을 확인하였다.

2. 신체적인 효과에 대한 것

(1) 혈압

전형적으로 가벼운 정신적인 스트레스를 받은 사람은 혈압이 증가됨을 보인다. 적당한 수준에서 조합향료에 사용된 많은 향료들이 스트레스를 중화시키는 효과를 나타내며 혈압을 감소시킨다.

이 향료 물질들은 nutmeg, mace extract, neroli oil, valerian oil, myristicin, elemicin과 isoelemicin을 포함한다.

(2) Microvibration

이것은 온피 동물에서 보여주는 미세한 떨림으로 근육긴장에 의하여 영향을 받아 일어난다.

Sugano와 Sato에 의하면 오렌지와 라벤더 냄새는 이러한 미 진동의 주파수와 진폭을 감소시키고 진정효과를 나타내는 반면, 쟈스민과 camomile, musk 냄새는 반대 경향을 나타낸다고 하였다.

(3) 말초혈관 수축

육체적인 스트레스는 사율신경세의 교감신경에 의해서 말초신경의 수축을 야기시킨다. 이 때 혈류량의 증가를 일으킨다. 디지털 혈량계가 스트레스의 측정 도구로 사용되어 질 수 있다.

Konishi 등이 스트레스의 원천으로 초음파 세탁장치를 이용하고, 측정장치로 광전자 맥박기록기를 사용해서 peppermint와 jasmin이 스트레스의 진정효과를 갖는다는 것을 발견했다.

(4) 심장박동

경고 부자와 실험 부자소리 사이에 증가된 경계를 신호하면서 심박수는 낮아진다. Kikuchi 등은 이러한 반응형태에 대한 냄새의 효과를 조사하였다. 레몬냄새는 이러한 감속을 높였다. 이 효과는 냄새농도가 높으면 더 강하게 되었다. 반면에 장미 냄새는 모든 농도에서 감속을 억제시켰다. 두 효과 모두 그 냄새를 아주 좋아하는 사람들에게는 더 강한 경향을 보였다.

Nagai 등은 sweet fennel oil에 의한 감속억제 효과를 확인하였다.

Oguri 등은 심박수와 CNV양쪽에 대한 5가지 비특정 냄새물질에 대한 효과를 조사하였다. 그들은 중추 신경계를 활성화시키는 기분 좋은 냄새는 심박수 변화를 증가시켰고 중추신경계에 대한 진정효과를 갖는 냄새는 심박수변화를 감소시켰다. 더욱이 심박수와 CNV는 동일 냄새 조건하에 동시에 변화하는 경향을 나타내었다. 실험 보고자에 의하면 교감신경계에 대한 효과로서 이 결과를 설명할 수 있다고 한다.

Hanish는 심박수를 두려움의 척도로 사용하였고 상품화된 기분 좋은 냄새는 두려움을 감소시킨다는 것을 확인하였다.

(5) EDA(Electro-dermal-activity : 피부전기활성)

피부표면에서 두 지점간에 고정된 전류는 각성의 결과로 증가된다. 전류흐름의 변화를 측정하여 Steiner는 12종류의 냄새를 실험하여 각성효과 순으로 순서를 메겼다. 결과는 Torii가 실험한 똑같은 물질들에 의해 얻어진 CNV결과와 거의 같지는 않았다. EDA의 결과와 같은 사람으로부터 얻은 12종의 냄새의 각성과 진정성질의 평가 사이의 상관관계는 0.5와 0.64이었다. 5% 수준에서 의의를 찾을 수 있다.

이 실험에서 흥미 있고 독특한 발견은 조합한 장미와 쟈스민은 천연의 장미와 쟈스민의 각성 보다도 훨씬 낮은 각성을 나타냈다는 것이다. 이것은 장미와 쟈스민의 효과에 관한 많은 연구보고 중에서 적용한 sample이 천연이나 합성을 밝히지 않았기 때문에 중요한 의미를 갖는다. 천연의 것이 합성의 것보다 훨씬 비싸기 때문이다.

합성의 것들이 어느 경우에는 잘 사용되어 왔을 수도 있다. Steiner는 bergamot과 lavender 오일을 2:1 비율로 혼합한 실험을 하였는 데 흥미있게도 주관적인 각성평가와 EDA평가에서 모두 혼합한 것이 단일 오일을 사용한 것보다 낮게 나타났다는 것이다.

이것은 혼합물의 경우에 신체적인 효과를 더한다고 추측하는 것은 위험하다는 것을 지적하는 것이다. Hanish는 공포로 인한 각성을 측정하는 방법으로 피부저항을 측정하였는데 상품화된 기분 좋은 향수는 스트레스 상태에서 두려움을 감소시킨다는 것을 발견하였다. Parasuraman 등은 40분 동안 경계를 기울이는 일을 하는 동안에 30초 동안 peppermint를 분사시켰는 데 이때 피부저항이 증가됨을 확인하였다. 그러나 증가가 시간이 경과됨에 따라 감소하였다.

(6) 피부 전위

피부 전위는 보통 깨어 있을 때 -40nV에서 흥분하였을 때 -60nV까지 증가하고 잠자는 동안에는 0nV까지 떨어진다.

Kanamura 등은 CNV를 측정하는 것과 동시에 피부전위를 측정하였다. 그 결과 냄새가 없는 상태에서 CNV를 측정하는 동안에는 피부전위가 약간 떨어지는 것을 발견하였다. 이러한 피부전위의 하락은 쟈스민과 라벤더의 냄새가 노출될 때는 하락이 없어졌으나 camomile에 노출될 때는 하락이 강화되었다. 실험자들은 이러한 현상은 쟈스민은 각성효과가 있고 chamomile은 진정효과가 있는 것으로 이해하였으나 라벤더에 대한 결과는 불규칙한 결과로 보았다.

Niimi는 SPL(skin potential level)실험을 이용해서 기분 좋은 냄새와 기분 나쁜 냄새 모두 각성수준을 올리고 기분 나쁜 냄새의 효과가 기분 좋은 냄새의 것보다 더 강하다는 것을 발견하였다.

(7) 동공 수축과 확장

Steiner 등은 적외선 텔레비전 카메라를 이용해서 4가지 냄새자극(rosmary, bromstyrol, tuberose, banana)에 의하여 12명의 피검자에게 나타난 동공의 확장을 측정하였다. 각 자극은 두 번씩 측정되었는 데 원액과 10% 용액을 이용하였다

실험결과는 다음과 같다.
- 모든 자극은 각성을 표시하는 동공확장을 나타냈다.
- 반응 크기는 개인적으로 좋은 재연성을 나타냈다.
- 동공확장은 일반적으로 관심이 줄어드는 것을 나타내면서 첫번째 보다는 두 번째가 적어졌다. 실험 개체들은 비교를 하고 polarity profile protocol를 사용해서 냄새의 느낌에 대해서 묘사했다

이런 반응으로부터 얻어진 활성의 인식가치에 대한 여러 가지 측정은 동공확장과 의미 있는 상관관계를 보이지 않았다.

Miyazaki 등은 동공의 빛 반사에 대한 여러 가지 냄새물질의 호흡효과와 인식의 일(문자 삭제실험)을 수행함에 대한 여러 가지 냄새물질의 호흡효과를 실험하였는데 그들은 오렌지 오일은 부교감 신경계활동을 12% 증가시켰고 교감신경계 활동을 16% 감소시켰다는 것을 발견하였다. 더욱이 그들은 오렌지 오일과 대만산 hinoki 오일과 menthol은 문자삭제과제에 대한 오차율을 감소시키는 경향이 있었다는 것을 알았다.

Nagai 등은 sweet fennel이 컴퓨터화한 수학문제로 야기된 정신적인 스트레스와 피로를 감해준다는 것을 확인하였다. 그 결과는 심박수 측정에서 의미가 있었고 또한 동공 수축율에서 의미를 찾을 수 있었다. 기분상태의 주관적인 측면에 관한 효과는 최소한의 의미가 있었다.

(8) 기타

xenone 등을 이용해서 뇌 내 혈류량을 조사하는 방법이나 인체에 투여한 positron 방출핵군으로부터 방사선을 체외에서 측정하고, 뇌 내의 활성도와 혈류량 산소대사율 포도당 대사율을 측정하기도 하고, 후각자극과 뇌 내 활성

의 관계를 조사하는 방법도 있고, 최근에는 타액이나 뇨 혈액 속에서 cortisol 의 양을 측정하는 방법과 타액에서의 s-Ig A(secretary immuno globlin A) 를 측정하거나 혈액 중에 NK-cell 활성과 helper T-cell와 suppresor T-cell 의 증감과 그 비등을 조사해서 면역력의 증감이나 스트레스의 완화 여부를 측정하는 방법 등이 있으며 많은 다른 방법들을 연구하고 있다.

제14장 정유의 안전성

Aromatherapy에 사용하는 향료는 천연정유만을 사용한다는 것은 Gattefosse에 의해 aromatherapy라는 말이 만들어진 후 지금까지 불문율로 되어왔다.

이 천연오일은 천연의 꽃, 잎, 과실, 종자, 잎이나 줄기, 뿌리, 목재, 수피, 나무의 액 등을 수증기 증류해서 얻고 있다. 이러한 정유들은 수 천년 동안 우리 인간들이 사용하여 왔으나 정유가 천연으로부터 얻어진다고 해도 그것이 안전성을 보장받지는 않는다

자연이 그대로 안전의 동의어로 되는 것은 결코 아니다. 정유 중에 독소를 발견하는 것은 식품 중에서 독소를 찾아내는 것과 같이 쉬운 일이다. 그래도 대다수의 경우는 이러한 독소는 상당히 미량밖에 존재하지 않는다. 특히 어려운 것은 어떠한 형태의 상황을 근거로 건강을 위태롭게 하는 가를 결정하는 것이다.

예를 들면 rosemary유는 10~20%의 camphor를 함유하고 있다. 이 camphor가 임신이나 간질의 양쪽에는 위험하지만 이 위험성이 생기는 것은 그 정유의 용량이 어떤 수준 이상일 때 뿐이다. 실제로 이것은 rosemary유를 경구섭취하는 형태로 처방되어 그대로 할 때는 위험할 가능성이 있는 양이어도 그것을 aromatherapy 마사지로 사용해서 흡수할 경우는 안전하다는 것을 의미한다.

이와 같이 정유의 안전성을 확인하는 것은 쉽지 않으나 다음과 같이 위험성을 독성, 자극, 감각의 3가지로 분류해서 생각해 보기로 한다.

1. 독성

독성은 중독이라고 하는 것인 데 이것은 특정 물질을 피부에 바르거나 섭취해도 또는 그 밖의 형태로 체내에 들어가게 하면 치명적이다. 치사량 보다도 적은 양이어도 몸에 유해하게 되는 경우가 있고 간장이나 신장의 양쪽 또는

그 어느쪽에 해가 미치는 경우도 종종 있다.

　유산과 독성과는 밀접한 관계가 있다. 유산을 일으키는 정유의 대부분은 독성도 있고 그 유산을 일으키는 작용은 직접 그 독성에 관계되어 있다. 또 독성은 용량에 의존한다.

　정유의 양이 많으면 위험성도 높아지고, 양이 적어지면 그만큼 위험성도 저하된다.

2. 자극

　자극이라고 하는 것은 바로 그 말이 나타내듯이 국소적인 염증으로 나타난다. 정유는 그것이 사용되었을 때에 피부나 점막에 작용을 일으킨다. 모든 위험 중에서 급성자극은 아마도 가장 낮은 해로움일 것이다.

　발암은 여기에 속한다. 이것은 만성적인 자극의 하나의 형태이고 암은 몸의 반복자극에 의해 생기기 때문이다. 독성과 같이 자극도 정유의 양에 의존한다.

3. 감작

　이것은 알레르기 반응이라고 말하는 것의 다른 표현이고 면역계에 영향을 일으키는 특히 자극의 강한 형태이다. 다른 형태의 알레르기 반응으로 대개의 경우 피부에 나타나지만 몸의 대부분에도 영향을 일으키는 경우가 있다.

　감작은 독성이나 자극보다는 훨씬 용량 의존적이지 않고 비교적 적은 양도 심한 반응을 일으킨다.

	독성	자극	감작
급성	경구 피부	점막 피부	피부 광특이체질
만성	경구 피부	발암	광발암

　위의 표는 각각의 위험이 그 분류에 의해 또 그것이 급성, 만성에 의해서 어떻게 분류하는가를 표시한 것이다.

(1) 급성

급성은 단 1회의 투여 또는 도포로 일어난다.

(2) 만성

만성은 어떤 긴 시간에 걸쳐 반복해서 투여하거나 도포하는 동안에 일어나기 때문에 수주 또는 수개월의 기간이 지나서 일어난다.

똑같은 정유를 1회 높은 농도로 섭취한 때에 급성 독성이 일어나고 그것을 소량씩 반복해서 오랜 기간에 섭취하거나 도포했을 때 만성 자극이 일어 날 수 있다.

정유의 안전성은 다음과 같은 등급으로 분류된다.

A : 아주 위험한 것
B : 약간 위험한 것
C : 위험하지 않은 것
D : 완전히 안전한 것

위의 형태의 분류는 다음과 같이 적용한다.

- 급성경구독성
- 급성피부독성
- 점막자극
- 피부자극
- 피부감작
- 광감작
- 유산
- 발암

(3) 급성 경구독성

급성 경구독성은 일정의 물질을 1회 경구적으로 섭취할 때 몸에 해로운 결과를 가져오는 사고로 표현할 수 있는데 투여량이 충분히 많으면 죽음을 초래할 수 있다. 그래서 급성 경구독성은 통상 치사량의 관점에서 본다.

동일 물질의 치사량도 그것을 섭취하는 인간의 크기에 의해 변할 수 있다. 적은 아이의 치사량은 성인에 대해서 동일 물질의 치사량의 1/10 정도 적은 것으로 생각된다. 그래서 독성은 보통 실제의 치사량에 의해서 측정하지 않고 체중의 kg당으로 죽음을 초래하는 데 필요한 g 수로 계산한다. 예를 들면 당신의 체중이 60kg이고 A라는 정유의 치사량이 60g이라고 하면 A정유의 독성은 1.0g/kg라고 할 수 있다. 약제나 화장품에 이용하는 실제상의 물질은 그 독성을 동물로 시험한다. 이것은 크림이나 목욕용 오일을 제조하는 회사에서 행하는 것은 아니고 그 제품에 들어가는 성분을 시험하는 것이다.

이것은 정유에도 적용해서 동일한 방식으로 시험한다.

이것은 LD50 시험이라고 하는 것인 데 Lethal Dose(치사량) 50%를 의미한다. 즉 실험 group의 50%를 죽이는 데 필요한 투여량은 앞에서와 같이 g/kg으로 산출한다.

(4) 급성 피부독성

시험하려고 하는 물질은 피부에 도포할 때 일어나는 독성반응을 의미한다. 정유류는 모두 토끼에 시험되고 LD50치는 각 오일마다 확인된다. 물론 동물에 시험한 것이 사람에게 똑같은 결과를 나타낼 것인가라는 회의도 있으나 지금까지의 독성 시험으로서의 대표적인 실험방법이기 때문에 이를 따르는 것이 안전을 보장받는 길일 것이다.

(5) 만성 독성

수 주간 또는 수 개월간 특정물질을 적은 양씩 투여를 반복할 때 일어나는 독성반응을 의미한다. 이 결과는 보통 기관조직의 상해로 간장 또는 신장의 변성적 변화가 무엇보다 통상의 형태이다.

경우에 따라서는 죽음을 초래하는 경우도 있으나 여기서의 문제는 치명적인 것보다는 완만한 조직의 상해이다. 만성 독성이라고 하는 것은 보통 경구투여를 의미하지만 피부에 적용도 맞는다고 생각할 필요가 있다.

(6) 점막 자극

점막은 소화기, 호흡기, 비뇨기 내면에 대한 명칭으로 점막을 형성하는 세포는 점막이라고 하는 분비물을 생산하고 이것이 점막을 기계적 화학적인 손상으로부터 보호한다.

점막 자극의 정도는 A : 강렬한 자극, B : 보통 자극, C : 미 자극, D : 무 자극으로 나누는데 자극의 위험도는 희석도에 따라 다르게 나타난다. A정도의 자극을 나타내는 물질을 농도를 희석시키면 B나 C로 된다.

(7) 피부 자극

피부 자극이라고 하는 것은 어려운 문제이다. 그것은 문헌에 실린 각 data가 경우에 따라서는 모순되고 있는 경우와 정유를 포함해서 인간은 화학물질에 대해서 개개인의 특이적인 반응을 표시하는 경향이 있기 때문이다. 이 두 가지 이유가 서로 관련되고 있는 것은 의문의 여지가 없다.

그래서 자극성을 나타낼 가능성이 있는 정유로 대상에 오른 것의 대부분은 어느 정도의 농도가 되면 대개의 피부자극을 야기하지만 그러한 자극이 일어나는 경우는 특정인에게만 이라는 보장도 없다. 동시에 비자극성으로 보이는 정유들도 민감한 피부를 가진 사람에게 자극을 일으키는 경우가 있다. 특히 그러한 사람이 아주 저 농도로 정유를 사용하지 않을 경우 그런 사태가 발생한다.

정유의 피부자극 실험의 대부분은 토끼를 사용해 왔다. 이런 실험은 유익한 정보를 제공해 주는 지도 모른다. 그러나 정유 중에는 토끼의 피부에는 자극을 일으키는 경우가 알려졌으나 사람의 피부에는 그런 작용을 표시하지 않는 것으로 생각되는 정유도 있다.

그러한 정유의 예로 sandalwood오일 등이 있다. 자극시험은 시험물질을 일반적으로 24시간 patch test하고, 경우에 따라서는 밀폐된 patch test를 한다. 시험물질을 바세린에 저 농도로 희석하고 좀더 장시간에 걸쳐 patch test를 하는 경우도 있다.

이렇게 24시간, 48시간을 주기로 관찰해서 자극이 없어지면 자극이고 없어지지 않으면 감작으로 판단할 수 있다

4. 발암

 발암이라는 것은 물질에 의한 몸 속의 암세포의 형성과 증식의 자극을 의미한다. 이 의미는 만성적인 자극의 하나의 형태로 볼 수 있고 만성적인 화학적 자극과 물리적 또는 감정적 자극으로도 암이 발생할 수 있다는 것은 잘 알려져 있다.

 암의 발생이 검지되기 까지는 통상 수 주간 또는 수 개월간 발암물질을 반복해서 적용할 필요가 실험에 의해서 나타나고 있다. 정유의 발암성에 대한 연구는 창포유 등에 다량 포함된 safrol을 함유하고 있는 모든 정유에 초점을 맞추었다.

 관련이 있는 발암물질의 어느 것도 phenol이고 phenol류가 많은 것이 자극성이 있는 것으로 주목하고 있는 것은 흥미있는 사실이다. 그러나 어떤 종류에도 만성자극을 일으키는 것은 모두 암을 증식시킨다고 생각하는 것은 잘못된 것이다.

5. 피부 감작

 이것은 피부에 정유를 도포하는 경우에 생기는 알레르기 반응이다. 희석한 정유로도 감작반응을 일으키는 경우도 있고 감작성이 있는 정유를 반복해서 적용하면 감작반응을 일으키는 기회가 증대된다.

 피부의 반응은 습진이나 홍반의 형태를 취해 자극이나 가볍게 부풀어 오르는 경우도 종종 있다. 감작물질에 만성적으로 접촉하면 접촉 피부염으로 되는 경우가 있다.

6. 광 감작

 간단히 말하면 광 감작이 있는 정유는 자외선이 있는 경우에 피부에 반응을 일으킨다. 이 반응은 정유를 3% 정도로 희석해서 자외선을 비추어도 생긴다. 그러나 광 감작을 일으키지 않는 정유는 피부에 정유를 도포해도, 예를 들면 희석하지 않아도 그 자체는 반응을 일으키지 않는다. 광 감작 반응은 피부가 광감작성이 있는 정유로 도포되어 자외선에 노출될 때 일어난다. 이 광 감작은 다음과 같은 몇 가지로 나눌 수 있다.
- 광 독성 : 이것은 피부에 정유를 도포한 후 한번의 자외선에 노출한 후에 일어나는 피부반응이다. 반응은 물집이나 홍반의 형태를 나타낸다. 이것은 1~3일 이내로 없어지고 후에는 엷은 흑피상태의 색을 띤다.
- 광 알레르기 : 이것은 자외선에 대한 알레르기 반응이다. 이것은 광선성 피부염으로 알려진 질환이다.
- 광 발암 : 광감작원에 의한 피부암의 유발은 자외선에 여러 번 노출한 후에만 일어나고 발암성과 동일 의미를 갖는 만성감작이며 만성자극의 한 형태이다. 이 방면은 거의 이해되지 않으며 현재까지의 연구로는 더욱 세부적인 사항이 충분히 나타나고 있지 않다.

위에서 설명한 자극, 독성, 감작의 성질을 가진 정유들을 분류해 보면 R.Tisserand에 의한 safety data manual로부터

(1) 사용해서는 안되는 정유

독성이 있는 것	발암성이 있는 것
Almond(bitter)	Sassafras
Boldo leaf	Sassafras(브라질)
Calamus	Camphor(갈색)
Horseradish	Camphor(황색)
Mugwort	
Mustard	
Pennyroyal(유럽,북미)	
Rue	
Savin	
Tansy	
Thuja	
Wintergreen	
Wormseed	
wormwood	

(2) 피부에 사용해서는 안되는 것.

Mustard	Wormseed
Horseradish	Costus
Cinnamon bark	Elecampane
Cassia	Clove stem
Clove leef	Clove bud
Oliganum	Pine(dwarf)
Savory	Fennel(bitter)
Boldo leaf	

(3) 피부에 주의를 요하는 것

피부에 독성이 있는 것	광감작 반응이 있는 것
Caraway	Angelica root
감작 반응을 일으킬수 있는 것	Bergamot
	Cumin
	Grape fruit
	Lemon
Aniseed	Lime
Cade	Mandarine
Ylang Ylang	Opoponax
	Orange
	Rue
	Tangerine
	Verbena

(4) 피부에 염증, 피부염, 다른 염증, 알레르기가 있는 경우 피해야 할 것.

Aniseed	Geranium(reunion)	Terbinth
Bay leaf(laurel)	Ginger	Ylang ylang
Benzoin(resinoid)	Litsea cubeba	Cade
Pine(dwarf)	Citronella	Pine(scotch)

(5) 점막 자극이 있는 것

Ajowan	Origanum
Clove leaf	Pimento leaf
Clove stem	Savory
Horseradish	Thyme
Mustard	Thyme(wild)

7. Aromatherapy에서의 안전성 guideline

(1) 피부에 희석하지 않은 정유를 사용하지 말 것.

피부자극이나 광감작이나 피부가 달아오를 수 있다. 단 화상, 곤충물린곳, 뾰루지, 부스럼에는 극단적인 민감성 피부가 아닌 이상 lavender와 tea tree 오일과 같은 비자극성 오일을 희석하지 않고 사용할 수 있다.

(2) 식물로부터 얻은 순수 정유만을 사용할 것.

(3) 민감성 실험을 할 것

민감성 피부를 가지고 있거나 알레르기성 체질을 가진 사람들을 위해 오일에 대한 안전도를 확인하는 방법이 있는데, 팔목 안쪽이나 뒷목 머리선 부근에 2% 희석한 patch test를 해서 12시간이 지나면 반응이 일어나는데 붉어지거나 가려움을 유발하면 농도를 낮추거나, 자극이 없는 오일로 대체해서 사용할 수 있다.

(4) 광감작이 있는 정유는 조심해서 사용할 것.

citrus 오일은 피부를 자극할 수 있고 몇몇 citrus 오일은 광 lamp나 햇빛에 노출되었을 때 피부에 흑피증을 일으킨다.

이러한 성질을 가진 것은 앞에 광감작을 일으키는 오일을 들 수 있다. 따라서 이런 오일을 사용할 때 자외선에 노출되기 12시간 전에 사용하도록 한다.

(5) 점막(소화관 호흡기 비뇨생식기관벽)과 피부에 자극을 주는 오일은 주의해서 사용한다.

(6) 모든 오일은 눈에 들어가지 않도록 한다.

모든 오일은 어린 아이가 닿지 않는 곳에 보관한다.

어린 아이에게 정유를 사용할 때는 1/3 또는 1/2로 희석해서 사용하고 독성이 없는 정유만 사용한다. 어린 아이에게 가장 좋고 안전한 정유는 lavender, tanngerine, neroli, frankincense, petitgrain, romanchamomile 등을 들 수 있다.

(7) 사용하는 정유는 변화를 주어야 한다.

얼굴에 사용하는 오일은 똑같은 오일을 사용해도 되나 2주 이상 전신마사지를 하기 위해 같은 오일을 사용하는 것은 추천할 만하지 않다. 적어도 2주에 한번씩 다른 성분을 가진 다른 오일로 바꾸어 주는 것이 현명하다.

어떤 오일을 중단 없이 사용하면 시간이 지나면 해로울 수 있는 화학성분들에 간과 신장이 노출된다.

(8) 치료목적으로 정유를 먹지 말아야 한다. 안전한 정유의 섭취는 많은 훈련을 필요로 한다. 그러므로 초심자에게는 추천하지 않는다.

(9) 노인에게 정유를 사용하는 것은 조심해야 한다.

건강을 회복하는 사람이나 천식, 간질 또는 심장병과 같은 심한 건강상의 문제를 가지고 있는 사람에게는 조심해야 한다. 임신 중에는 정유를 사용하는 것을 조심해야 한다. 특히 임신 3개월 동안을 더욱 조심해야 한다.

피부나 호흡기를 통해 정유가 과다 노출되면 구토, 두통, 피부자극, 정서적인 불안정 또는 마약을 써서 멍해진 것과 같은 결과를 초래 할 수 있다. 신선한 공기를 취하는 것이 이러한 증상을 극복하는 데 도움이 될 것이다. 만약에 피부자극을 경험한 적이 있으면 또는 눈에 정유가 들어간 적이 있으면 물로 닦지 말고 순수 식물유로 희석시키는 것이 좋다.

(10) 정유를 사용할 때의 적당한 사용량

① 마사지 오일이나 보디 오일에는 2~3%(10~12방울 정도를 식물유 약 30g에 섞었을 때의 농도)로 해서 사용하고 임산부나 건강을 회복하는 사람이나 어린 아이들에게는 1%(식물유 30g에 5방울 정도의 정유를 섞었을 때의 농도)로 해서 사용한다.

② 목욕 시는 오일에 따라 욕조에 3~15 방울을 넣고 목욕한다.

③ 습포 시에는 물 한 컵에 5방울 정도의 정유를 사용한다.

④ 흡입할 때는 뜨거운 물 한 대야에 3~5 방울의 정유를 넣고 호흡한다. 천식을 하는 경우에는 흡입을 삼가는 것이 좋다.

⑤ douche(관주)시는 따뜻한 물 1L에 3~5 방울을 넣고 사용하는 데 안전한 오일 즉 lavender, tea tree 등과 같은 오일만을 사용한다.

⑥ 발 또는 손욕시는 1L의 물에 5~10 방울의 정유를 사용한다.

⑦ 좌욕시는 5~6 방울의 정유를 좌욕물에 넣고 사용한다.

⑧ room spray 시는 물 120g에 20방울 정도를 넣어 spray한다.

⑨ gargle 또는 mouthwash할 때는 1/4컵당 1~2방울 정유를 넣어 사용한다.

⑩ 바르는 약으로 사용활 때는 3%로 해서 사용한다.

제15장 Aromatherapy의 용어(alphabet 순)

이 용어에서는 일반적인 질환에 관한 사항과 어의 등에 관해 설명하고자 한다.

1. Abscess과 boils(종기. 농양)

이것은 몸의 어느 부분에도 발생할 수 있고 staphylococci 또는 streptococci와 같은 박테리아 때문에 생기는 염증을 말하며, 흰피톨이 세균을 공격해서 감염을 제거하기 위해 생긴 부산물이 농인데 피곤할 때나 영양이 부족할 때, 호르몬의 변화 시, 즉 사춘기, 월경 시 발생할 수 있는데, 항균력이 있는 정유를 hot comress에 의해 치유할 수 있다. basil, chamomile, eucalyptus, geranium, Juniper, lavender, oregano, palmarosa, rosemary, clarysage, thyme, teatree, wintergreen 등을 사용하며 민감성 피부에는 chamomile, clary sage, tea tree 등을 추천할 수 있다.

2. Acne(여드름)

이것은 얼굴이나 가슴, 등 위에 있는 피지선에서 피지의 과다분비로 인해 생기는 피부질환으로 사춘기나 폐경기와 같이 호르몬의 불균형에 의해 일어나는 것으로 알려져 있다. 피지선에서 과다한 피지가 분비되고 propionicbacterium acnes라고 하는 여드름균이 증가하고 면포가 생기고 더 진행되면 염증, 화농, 딱딱한 낭포가 형성되고 치유 후에는 흉터가 남게 된다. 물론 몸의 호르몬의 불균형에 의한 피지과다 분비가 원인이고 p.acnes균이 작용해서 지방을 분해하고 그 산물이 염증을 유발시키고 2차 감염으로 화농이 생기게 된다.

aromatherapy에서는 lavender, tea tree, chamomile, juniper, mint, thyme, neroli, petitgrain을 이용하여 치유할 수 있다.

3. Aging skin(노화 피부)

노화라는 것은 아직 그 비밀이 벗겨지지 않고 있으나 나이가 들면 세포분열이 저하되는 데 사람마다 많은 차이를 보인다. 또 많은 외부적인 요인에 의해 일어 날 수 있는 데 특히 피부는 광에 의한 노화가 큰 요인 중의 하나로 언급되고 있다.

피부의 트러불이나 탄력의 감소는 collagen과 elastin 섬유의 망상조직이 변화하면서 그 부드러움이나 탄력을 잃게 된다. 이러한 피부노화를 막는 것은 아직까지는 불가능하다. 그러나 정유를 적절하게 사용하면 피부세포를 재생하는 데 도움을 줄 수 있다.

Neroli, lavender, geranium, frankincense, sandalwood, carrotseed, patchouli, chamomile, celery, parsley, rose 등을 추천할 수 있다.

4. Allopathy(대증요법)

homoepathy(동종요법)과 반대의 뜻이 있는 데 정반대의 것으로 치유한다는 뜻이 있다,

5. Alopecia(탈모증)

이것은 탈모에 대한 의학적인 용어인데 부분적으로 또는 전체적으로 일어날 수 있다. 탈모가 원형으로 일어나면 alopecia areata(원형탈모증)이라 하고 전체적으로 일어나면 alopecia totalis(전두 탈모증)이라고 한다.

남성들은 일반적으로 유전적이고 나이가 들어 감에 따라 변화된다.

여성들도 나이가 들어감에 따라 머리가 가늘어지거나 탈모로 고생할 수 있으나 임신이나 폐경기와 같은 호르몬의 변화 시에 탈모로 고생할 수 있다. 또한 많은 병(장티부스)에 의해서도 나타날 수 있고 약물이나 방사선 요법과 같은 치료 시에도 나타나며 영양결핍 스트레스가 원인일 수도 있고 염색, 탈색, 파마 등으로 탈모가 일어 날 수도 있다. 이러한 탈모증은 원인에 따라 치료가 가능한 경우도 있으나 완전한 치료법은 아직 없다.

aromatherapy에서는 lavender, rosemary, burduck, birch, sage, thyme, nettle 등을 추천할 수 있다.

6. Anorexia nervosa(신경성 식욕 감퇴)

사전적인 정의는 아주 간단하게 식욕상실을 의미하나 심한 정신적 혼란과 관계가 있어 식욕을 상실할 때 보통 사용하는 말이다. 흔히 몸무게가 나가는 것을 싫어해서 먹는 것을 거부하는 사춘기 소녀들도 많이 생기고 사회적인 압박 가족간의 불화 가정에서의 압력 등 여러 가지 원인으로 생길 수 있다.

이와 같은 증상은 급속히 체중을 감소시키기 때문에 병원이나 정신적인 치료를 요한다. 치명적일 수도 있다. 가정에서 잘 돌보아야 하며 행복한 분위기를 만들어 주어야 하고 스트레스 압력을 줄여 주도록 해야 하고 음식을 강요하거나 해서도 안 된다. 가벼우면서 흥미 있는 색다른 음식을 준비 해주어야 한다. 샐러드나 바나나, 사과, 견과, 건포도 등이 좋을 수 있다.

aromatherapy에서는 lavender, chamomile, neroli, ylang ylang, clary sage 등이 antidepressant로써 추천할 수 있고 bergamot는 강력한 정신적인 앙양을 하는 데 도움을 줄 수 있다.

7. Antibiotics(항생물질)

박테리아를 공격해서 몸 안에 있는 박테리아를 죽이는 약물을 의미하며 이런 약물을 전염병으로부터 죽음을 감소시키기 위해 많이 이용된 반면에 너무 많이 또는 현명하게 사용하지 못해서 많은 해를 불러오고 있다. 예를 들면 심각하지 않은 병에 항생제를 사용하는 것은 그 약에 대한 면역력을 증가 시켜 위험성이 있을 때 효과를 보지 못하는 경우가 많다.

특히 우리나라는 항생제의 남용으로 약효가 잘 나타나지 않는 것으로 잘 알려져 있다. 이와 같이 항생제를 남용하는 것보다 aromatherapy에서 사용하는 정유 중에 antibacterial 효과가 있는 정유가 많기 때문에 이를 이용하는 것이 더 안전할 때도 있다. 예를 들면 tea tree, lavender, eucalyptus, bergamot, juniper 등이 추천할 만하다.

8. Antidepressant(항우울제)

많은 정유들이 항우울증 성질을 가지고 있다. 우울증에 사용하는 약물들보다 더 안전하고, 천연적이고, 비습관성인 대체약물로 정유가 이용될 수 있다.

Bergamot 오일이 항우울증 성질을 가진 가장 널리 이용되는 정유중의 하나이고 basil, chamomile, clarysage, geranium, jasmin, lavender, melissa, patchouli, rose, sandalwood, ylangylang 등을 추천할 수 있다.

9. Aphrodisiacs(체음제, 미약)

많은 정유들이 체음의 성질을 가지고 있다. 정유들은 남녀 불감증으로 고생하는 사람들에게 도움을 주거나 부부간의 부조화를 고쳐주는데 효과가 있다. 대부분 이러한 증상들은 신체적인 이유때문이 아니고 정신적이거나 정서적 이유 때문에 나타난다고 볼 수 있다. 따라서 aromatherapy에서는 이러한 정서적인 면을 돕는 데 효과적인 정유들이 많이 언급되 오고 있다.

진정효과를 위해서는 rose나 neroli, clary sage, patchouli, ylangylang, sandalwood 등을 이용할 수 있고 각성효과를 위해서는 jasmin이나 black pepper, cardamom을 이용할 수 있다. 즉 스트레스나 정서적인 불안을 진정시키고 성적인 자극을 북돋아 주는데 위와 같은 정유를 적절히 이용할 수 있다. 물론 심한 경우나 오랫동안 유지되어 온 성적문제는 신경계통의 전문의와 상의할 필요가 있다.

10. Appetite(식욕)

식욕은 식사를 할 필요를 느낄 때 나타나는 육체적인 감각으로 일정한 식사시간이 되었을 때 배고픔으로 해서 나타날 수도 있고 또 다른 한편으로는 정신적인 기능에 의해 나타날 수 있다. 예를 들면 음식을 본다든지 냄새를 맡는다든지 하면 식욕을 자극할 수 있고, 스트레스, 걱정, 우울증, 쇼크 등과 같은 정신적, 정서적 요인도 식욕을 자극할 수 있다. 이것은 식욕을 자극하는 것은 시상 하부에서 이루어지는 데 이 시상 하부는 정서적이나 정신적인 면과 관계되어 있기 때문이다. 일시적인 식욕부진이라면 chamomile, cardamom, hyssop, bergamot을 이용하여 식욕을 북돋을 수 있다.

역사적 사실로 보면 fennel씨를 씹으면 공복을 느끼지 않게 하였다고 한다. 한편 식욕을 자극하는 appetizer로 fennel이나 anise와 같은 차를 마시기도 한다.

11. Arthritis(관절염)

관절의 염증을 나타내는 말로 여러 형태의 것들이 있다. 퇴행성 관절염(골관절염)은 주로 hip(골반)나 무릎, 척추, 어깨 등에 몸무게가 실리는 관절에서 발생하며 어느 정도 자연적인 퇴화나 노화에 의해 연골이 파괴되어 생긴다. 류마티스 관절염은 관절에서의 결합조직의 병인데 가족과 연계된다.

관절염은 상처 후나 육체적인 과도한 노력 또는 강력한 정서적인 스트레스 후에 나타나며 대개 40세 이후에 나타난다. 관절의 윤활유 역할을 하는 관절의 활액의 감소나 뼈의 노화가 강한 통증의 원인이 될 수 있고 움직임을 제한할 수 있다.

류마티스 관절염의 증상은 부풀어 오르거나 관절의 통증을 야기시킨다. 피로, 체중감량, 빈혈과 열이 발생한 피부에 열과 번들거림이 나타날 수도 있으며 없어졌다가 다시 나타날 수 있다.

aromatherapy에서는 해독제로 cypress, fennel, juniper, lemon 등을 들 수 있고 benzoin, chamomile, lavender, rosemary 등과 같이 통증 완화제를 사용할 수 있다. 국소순환을 돕기 위해 black pepper, ginger, marjoram 등도 사용할 수 있다.

12. Asthma(천식)

이것은 호흡기관의 상층의 병으로 호흡기관 상층의 근육의 경련에 의해 호흡이 곤란하게 되는 증상을 말한다.

이 천식의 특징은 호흡이 가파르고 쌔근거리고 숨막힐듯하고 기침을 하는 것이다. 이것은 관절염이나 신경성질환, 건초열을 동반할 수 있으며 신경질적인 성질을 가진 사람을 괴롭힐 수 있다. 그러나 천식을 가지는 사람의 반은 어린아이 때부터 출발하는 알레르기로부터 야기된다고 한다. 건초열, 꽃가루, 먼지, 깃, 동물의 털 등이 알레르기의 원인 물질이다.

정유의 선택은 여러 가지 요인에 따라 선택해야 한다.

Bergamot, chamomile, clary sage, lavender, neroli, rose가 항경련성이 있다. 또 bergamot와 lavender는 흉부감염에 chamomile은 알레르기에 그리고 frankincense는 기관지염과 카타르에 도움이 되는 것으로 알려져 왔다. 그

외에도 aniseed, cajaput, eucalyptus, garlic, hyssop, lemon, marjoram, niaouli, onion, origanum, peppermint, pine, rosemary, sage, savory, thyme등을 추천하는 사람들이 있다.

13. Athlete's foot(무좀)

이것은 의학적으로 tinea pedis로 알려진 발의 진균 감염증이다. 이것은 백선의 한 형태로 발가락 사이의 살이 축축하고 벗겨지기 쉬운 상태로 되며 가렵다. 발톱에 영향을 받으면 발톱이 부스러지기 쉽고 색깔이 변한다. 이것은 전염성이 높고 보통 목욕탕이나 체육관마루 등 습기가 있는 곳에 곰팡이류가 번창하므로 조심해야 하고, 집에서도 감염되기 때문에 타월을 구분해서 쓴다든지, 양말 등을 구분해서 사용해야 한다.

Teatree, geranium, myrrh, lavender 등을 사용하면 치유될 수 있다.

14. Avicenna

avicenna는 아랍 의사 중에 가장 탁월한 사람 중에 한 사람으로 kitab ash-shifa라는 책과 cannon of medicine이라는 책을 썼는 데 이 책은 그리스 로마 아랍의 선조들의 의학적 지식과 그 자신의 경험을 요약한 책으로 유명하다. 그는 역시 증류방법을 개량해서 현재 사용하는 증류방법을 개발한 사람이고 과학자, 의사, 시인이며 학자였다. 그는 마사지에 관해서 특히 식물, 식물오일을 이용한 척추에 관한 문제를 위해 여러 형태의 처방을 제시하였다.

또한 800종 이상의 약용식물에 관해서도 기술하여 유럽의 의약발전에 많은 영향을 준 사람이다.

15. Ayurvedic medicine

ayurveda는 sanskrit말인데 생명을 의미하는 ayur와 지식을 의미하는 veda가 합쳐진 말로 생명과학이란 의미를 가진 말이다. 즉 인간 전체의 생명, 몸, 마음, 혼을 망라한 뜻을 가지고 있다. 이것은 인간은 자연 전체와 우주와 관계가 되어있고 특히 공기, 물, 불과 관계가 있다는 철학에 기초를 두고 있고, 이 3가지 원소는 정신적이고 육체적인 건강에 영향을 미친다고 본다.

인간을 혼과 정신과 몸의 혼합체로 보고 아무것도 다른 것을 생각하지 않고 치료될 수 없다고 한다.

16. Bach flower remedy

이것은 Edward bach에 의해 제창된 치료방법으로 정신적, 정서적인 상태는 육체적인 병과 관계되어 있다는 것을 바탕으로 하여 마음을 치유해서 몸도 치유될 수 있다는 것이다.

모두 38가지 꽃을 이용하여 여러 가지 정신적, 정서적인 문제를 치유할 수 있다는 것이다. 38가지 꽃을 각각 목적에 따라 맑은 물에 띄워 햇볕에 노출시켜 꽃의 치유에너지가 물에 스며들 때까지 놓아두고 이것을 깨끗한 병에 넣고 방부제로 brandy를 적당 량 넣는다.

이 혼합액 몇 방울을 취해 물과 brandy 1:1의 혼합액에 섞고 치료 약으로 사용한다.

17. Backache(허리통증)

이것은 여러 가지 원인으로부터 올 수 있다. 어떤 타입의 통증도 치료하기 전에 원인을 확인해야 한다.

요통과 같이 갑작스러운 통증의 경우에는 부자연스러운 움직임이나 무거운 것을 잘못 들었을 때 통증이 올 수 있다. 또한 오랫동안 서 있는 것도 허리통증의 원인이 될 수 있다. 하이힐도 허리에 무리를 가해 통증을 유발할 수 있고, 평발이나 다리 길이의 약간의 차이에 의해 통증을 가져올 수 있으며 독감과 같은 전염병이 허리 관절이나 근육에 영향을 끼칠 수 있다. 이 이외에도 여러 가지 요인으로 허리에 무리를 주어 통증을 느낄 수 있는데 aromatherapy에서는 lavender, ginger, marjoram, rosemary, black pepper 등과 같은 정유를 이용해서 마사지하는 것을 추천한다.

18. Baldness(대머리)

대머리는 일시적인 대머리와 영구적인 대머리로 구분할 수 있다. 일시적인 대머리는 남녀노소 누구에게나 나타날 수 있는데 병, 스트레스, 영양결핍, 약물 또는 다른 원인에 의해 나타날 수 있고, 영구적인 대머리는 보통 유전적이고 남성호르몬의 분비량 때문에 나타나는 것으로 알려져 있으며 남성형 대머리라고 한다.

수많은 치료법이 있으나 일시적인 대머리는 원인을 잘 파악해서 처리하면 회복될 수 있으나 영구적인 대머리는 아직까지 완치할 수 없다. aromatherapy에서는 rosemary가 도움을 줄 수 있고 aspic, juniper, lavender, nutmeg, pepper, pine 등이 이용될 수 있으며 신선한 onion을 가지고 모피를 비벼주고 쐐기풀(nettle)을 이용해서 모피를 자극해서 순환을 돕는 방법도 있다.

19. Bleeding(출혈)

정유들 중에서 지혈성이 강한 정유들이 많이 있어 피를 응고시켜 출혈을 멈추게 하는데 도움을 준다. 예를 들면 lemon 오일이 유용하고 geranium이나 rose 등이 같은 효과를 가지고 있다.

신선한 레몬쥬스도 효과를 줄 수 있고, 1~1.5%의 희석용액(끓여서 냉각한 물)으로 적신 gauze로 감싸준다. 코피가 날 때도 위 용액에 담근 gauze를 코 구멍에 넣는다. 과도한 월경출혈에는 cypress 오일을 사용한다. 어린 아이들이 이를 뺄 때도 레몬 오일을 이용하면 좋다.

20. Blister(물집)

물집은 여러 경우에 생길 수 있는데 마찰이 심하게 생겼을 경우, 타박상을 입었을 때, 신발이 발에 맞지 않을 때 등을 예로 들 수 있다. aromatherapy에서는 lavender를 gauze에 묻혀 감싸준다든지 물집의 물을 바늘 등으로 찔러 빼내고 lavender나 몰약 등을 gauze에 발라 감싸준다.

21. Blood pressure(혈압)

hypertension, hypotension란 참조.

22. Blonchitis(기관지염)

기관지염은 폐까지 이르는 공기의 통로인 기관지에 염증이 일어난 것을 말한다. 여기에는 급성과 만성이 있는데 급성은 감기와 같이 세균이나 바이러스감염 후에 일어날 수 있고 만성으로 될 수 있는데 어린이나 노인들은 폐렴으로 발전할 수 있기 때문에 위험할 수 있다. 만성 기관지염은 습한 곳에서 일하거나 안개 낀 곳, 먼지 또는 연기가 낀 곳에서 일하든지 담배를 피운다든지 해서 오랫동안 자극을 받아 생긴다. 사람에 따라 쉽게 기관지염에 걸리는 사람이 있고 날씨가 변할 때, 즉 환절기에 더 심해지고, 나쁜 생활 습관, 운동부족, 긴장 등에 의해서도 영향을 받는다. 증상은 기침, 열, 가슴통증, 가래가 많아진다.

aromatherapy에서는 급성에는 eucalyptus, lavender, pine 등을 추천할 수 있고, 만성에는 eucalyptus, hyssop, niaouli, origanum, rosemary 등을 추천할 수 있다.

23. Bruise(타박상)

타박상은 피부조직의 파괴로 인해 혈관이 손상되어 주의조직에 피가 흘러나와 색깔을 띠게 되는데 푸른색, 자색 또는 검은색에서 노란색으로 색깔이 엷어지는 것은 피의 흡수나 피를 분해해버리는 것을 나타낸다.

타박상은 통증이 있을 수 있고 특히 뼈 위의 피부에 타박상을 입을 경우나 응혈조직이 부풀거나 뼈에 바짝 뻗쳐 있을 때 통증을 느낄 수 있다. 대부분의 타박상은 그대로 두어도 치유된다.

aromatherapy에서는 lavender, fennel, hyssop, chamomile, cypress, geranium, marjoram, rosemary 등이 추천되고 arnica 연고가 anti-bruising제로 추천된다.

24. Burns(화상)

화상은 aromatherapy와 매우 연관이 되어 있는 질환인 데 aromatherapy가 탄생하게 된 질환이라고도 할 수 있다.

화상은 햇볕이나 전기 물과 같이 열에 의해시만 생기는 것과 액체에 의해서 생기는 것으로 나눌 수 있는데 lavender, tea tree, 오일이 효과적인데 통증완화 및 상처를 최대한 줄여주는 효과를 갖는다. 심한 경우 병원에 즉시 가야

하지만 전문가의 도움을 받기 전에 lavender 오일을 적절하게 gauze에 묻혀 환부에 감싸준다. 이 이외에도 chamomile, eucalyptus, geranium, niaouli, rosemary, sage 등도 추천할 수 있는 정유들이다.

25. Catarrh(코감기. 카타르)

카타르는 폐, 후두, 코 등에서 분비되는 점액질의 과도한 분비를 말하며, 일반적인 경우는 감기, 독감, 건초열, 기관지염, 정맥두염 등이고 위와 같은 감염으로 염증을 유발해서 발생한다고 볼 수 있다.

aromatherapy에서는 lavender, peppermint, rosemary, chamomile, eucalyptus, thyme, teatree, pine, niaouli 등을 추천할 수 있는데 수증기 호흡법을 이용하면 효과를 볼 수 있다.

26. Cellulite(cellulitis : 봉와직염)

cellulite는 우리 몸의 조직이 물을 보유시키는 것을 강화시키는 estrogen이라는 호르몬의 변화에 의해 나타나는데 호르몬의 수준이 높게 나타나는 것이 특징이다. 이것은 지방세포가 군데군데 배치될 때 피부는 오렌지 껍질과 같이 되고 피부가 매끄럽지 않고 울퉁불퉁하게 된다. 대개 넓적다리, 엉덩이, 팔, 배 등에 나타난다. 보통 미적인 문제로 보는데 의학계에서는 의학적인 문제로 본다.

프랑스의 Dr.Balaiche은 그 원인을 내분비선의 기능 불량인 난소에 의해 생산되는 estrogen 또는 folliculin의 과다로 보고 있다. 이러한 기능불량은 사춘기에 최고일수 있고 임신 시나 폐경기에 그럴 수 있고 몸은 변화에 적응하려고 한다.

또한 매달의 배란기나 월경 시에도 일어날 수 있다. 소화기 문제도 cellulite의 주요 원인일 수 있다. 소화불량이나 식사를 빨리 한다거나 음식을 씹지않고 적당히 먹는 여성들에게서도 생길 수 있다. 변비 또한 주요 원인 중의 하나이다. 또 다른 원인은 신경성 질병이나 나쁜 자세이다. 오랜 스트레스는 소화흡수 배출을 방해할 뿐만이 아니라 불면증을 일으키고, 침착하지 못하게 만들고, 정신적으로 불안을 느끼게 한다. 이러한 것들이 몸의 순환을 나쁘게 해서 cellulite에 영향을 미친다. 담배 또한 cellulite에 영향을 미친다.

aromatherapy에서는 이러한 여러 가지 요인을 해결하기 위해 juniper, birch, geranium, rosemary, black pepper, grapefruit등을 이용하여 마사지요법과 목욕요법과 운동요법을 적절히 해서 치료할 수 있다.

27. Chickenpox(수두)

바이러스에 의한 질환으로 bergamot나 eucalyptus, Tea tree오일이 이용될 수 있고, 이 이외에도 lavender, chamomile 등을 사용할 수 있다.

28. Cold(감기)

일반 감기는 코나 목의 바이러스감염을 의미하는데 수많은 바이러스의 종류가 있고 계속해서 변성되고 있다. 코나 목의 점막에 바이러스가 감염되면 염증이 일어나고 박테리아에 감염되기 쉽게 된다. 이렇게 되면 순수 감기보다도 더 심한 기관지염 정맥두염과 같은 병으로 발전한다.

aromatherapy에서는 lemon, peppermint, clove, eucalyptus, niaouli, pine, thyme, tea tree 등의 항박테리아나 항바이러스성 정유를 호흡법이나 목이나 가슴에 적당히 희석해서 마사지해주면 효과를 볼 수 있다.

29. Constipation(변비)

변비는 배변이 어렵거나 드물게 배변하는 증상을 말한다. 이것은 복통의 원인이 되기도 하고 불쾌하거나 피곤하거나 스트레스의 원인이 될 수도 있다. 월경전 임산부가 약물을 과다 복용한 경우에 나타날 수 있고, 보통은 섬유질이 적은 식사나 섬유질이 없는 식사시 발생한다. 섬유질은 소화할 수 없고 비교적 장 운동을 활성화시켜 변이 빨리 장을 통과하도록 해 준다. 변비가 오래되면 피부가 거칠어 지거나 지성피부 cellulite 치질의 원인이 된다.

aromatherapy에서는 marjoram, rosemary, black pepper, fennel 등이 추천되고 있다.

30. Cough(기침)

기침은 기관지 및 폐로부터 자극물질을 제거하기위한 보호적인 반응이다. 원인은 여러 가지가 될 수 있는데 천식, 기관지염 독감, 폐렴, 후두염 등이나 담배, 먼지, 꽃가루 등에 의한 원인일 수 있다. aromatherapy에서는 eucalyptus, hyssop, rosemary, lavender, thyme 등이 추천되며 frankincense, oregano, sandalwood 등도 그 증세에 따라 잘 선택해서 호흡을 통하거나 가슴에 마사지 해주면 효과를 볼 수 있다.

31. Cracked skin(갈라진 피부)

건조하거나 딱딱한 발뒤꿈치나, 과도한 날씨나 물, 세제에 많이 노출된 사람들의 손이나, 밖에서 일하는 사람들의 손이 텃을 때 bezoin, calendula, lavender, myrrh 등을 사용해서 효과를 얻을 수 있다.

감염의 우려가 있을 때에는 tea tree, lavender를 benjoin을 혼합해서 사용하면 효과적이다.

32. Cystitis(방광염)

방광염은 세균감염에 의해 자주 발생한다.

경우에 따라서는 소변에 결정성 물질과 같은 자극 때문에도 발생한다. 남성보다 여성에게서 훨씬 자주 일어나는데 요도가 남성보다 1/4~1/5 정도밖에 안되는 1.5인치(약4cm)이기 때문에 감염이 빨리 된다. 요도감염의 느낌이 왔을 때 정유를 사용하면 통증을 치유할 수 있다. 사용할 수 있는 정유로는 bergamot, chamomile, eucalyptus, lavender, sandalwood, tea tree 등을 들 수 있다. 예방차원에서도 1% 정도로 더운 물에 희석해서 일정 시간에 한번씩 국부를 세척해주면 좋다.

33. Dandruff(비듬)

비듬은 두피로부터 죽은 피부가 떨어져 나가는 현상이다. 이것은 피지샘에서 과다피지가 원인이 될 수 있고 호르몬불균형, 나쁜 식사습관, 알레르기물질이나 화학물질의 과도사용에 의해 발생할 수 있다. 예를 들면 질이 좋지않은 샴

푸를 사용한다든지 할 때 악화 될 수도 있다. aromatherapy에서는 patchouli, thyme, rosemary, ylang ylang, cedarwood, clary sage 등을 이용할 수 있다.

34. Dental abscess(치주염)

이것은 치아가 썩어서 생긴다. 즉 치아를 먹는 박테리아에 의해서 생기는 데 석회질이 상하고 상아질을 거쳐 치근에서 염증이 생길 때 치주염이 발생하는데 clove, chamomile, geranium, lemongrass, niaouli 등을 이용하여 gargling을 하면 효과를 볼 수 있고 무엇보다 예방하는 것이 중요하다.

35. Depression(우울증)

우울증은 우리들 대부분에게 올 수 있는 증상이다. 그런데 과도하게 지속되면 치료를 요구하는 병으로 될 수 있다. 우울증의 원인은 수 없이 많으나 사업의 실패 사랑하는 사람이나 가족, 친한 친구와의 사별, 가까운 사람과의 헤어짐, 기타 자기 자신과의 갈등 등 수 없이 많다.

일에 있어서 해결할 수 없는 걱정, 돈, 건강, 생활조건 등이 더 급격하게 우울증을 더할 수 있다.

일반적인 증상은 슬픔, 일반적인 의기소침, 눈물이 헤프다거나 하는 증상을 보일 수 있는데, 이러한 증상이 일주일 이상 사라지지 않고 계속된다면 우울증 환자의 건강과 가족이 영향을 받게 된다. 그러면 적당한 치료가 요구된다.

많은 식물과 식물정유가 신경계에 영향을 미친다. 단순한 때에는 기분 좋은 냄새가 정신을 앙양하는데 도움을 줄 수 있다. Citrus oil, neroli, basil, marjoram, melissa, thyme 등이 우울증에 효과를 줄 수 있다. 이 이외에도 chamomile, clary sage, lavender, sandawood, ylang ylang, bergamot, geranium, rose 등도 추천할 만한 정유이다.

36. Dermatitis(피부염)

피부염은 염증부위가 부풀어 오르거나 가려운 발진일 수도 있고, 물집이 생길 수도 있고, 진 무를 수 있는 특징을 갖는 피부질환이다. 피부가 가끔 두께

워지거나, 피부가 벗겨질 수도 있고, 피부가 검게 될 수도 있다.

많은 피부병이 유전적인 알레르기와 관계가 있는데 음식 알레르기 또는 접촉성 형태 즉 여러가지 생활용품에 대한 반응 때문에 생기는 피부병일 수 있다. 어린 아이의 기저귀 때문에 생기는 피부병은 오줌에 있는 acid에 대한 반응이다. 피부염 습진은 스트레스에 의해 생기거나 악화될 수도 있고 과로 또는 쇠약해졌을 때 생길 수도 있다.

aromatherapy에서는 chamomile, cajuput, geranium, hyssop, juniper, thyme, sage, cedarwood, niaouli 등이 추천된다.

37. Diarrhoea(설사)

설사는 여러 가지 요인에 의해 발생할 수 있고 통증을 동반할 수도 있다. 또 세균성 설사도 있고 많은 독감이나 감기 바이러스에 의해서 올 수 있는데 면역력이 없을 때 발생할 수 있다. 집단설사는 salmonella와 같은 세균에 의해 발생 할 수 있다.

aromatherapy에서는 chamomile, cypress, eucalptus, lavender, neroli, peppermint 등은 진경작용에 benjoin, ginger, fennel, black pepper 등은 통증완화에 사용할 수 있다. 복부에 위의 정유를 이용하여 마사지하여주면 효과를 볼 수 있다.

38. Disinfectant(소독제 살균제)

대부분의 정유들은 박테리아를 죽이거나 성장을 억제한다. 어떤 것은 1~2종의 세균에 효과를 보이고 어떤 것은 여러 가지 세균에 효과를 보인다. Bergamot, clove, eucalyptus, juniper, Lavender, tea tree, thyme이 효과 좋은 정유들이다.

39. Douche(관주법)

관주법은 여성의 질감염에 사용하는 주입의 한 방법으로 꼭 필요하지 않으면 사용하지 않는 것이 좋다.

40. Dry skin(건성 피부)

건성 피부는 외부 환경으로부터 피부를 보호하기 위해 분비되는 sebum의 양이 부족하여 생기는 현상으로 지성 피부나 정상 피부보다 피부상태가 나빠지거나 주름이 더 빨리 생길 수 있고 민감할 수 있다.

aromatherapy에서는 sebum을 조절하는 효과를 갖는 정유는 geranium, lavender, sandalwood를 추천할 수 있고, 민감성을 위해서는 chamomile, neroli, rose 오일을 사용하면 효과적이다.

41. Dysmenorrhea(월경불순) : menstruation(월경)참조

42. Dyspepsia(소화불량) : indigetion(소화불량)참조

43. Eczema(습진)

습진은 피부염으로 알려져 있고 여러 형태로 나타나며 염증, 부풀어 오름, 발진, 가려움을 동반한다. 접촉성 습진은 접촉성 피부염과 같고 자극물질과 반응한다. 아토피성 습진은 천식이나 건초열과 같은 다른 병력을 가진 가족에게 나타날 수 있다. 어린 아이나 간난 아이에게서 자주 나타난다. 스트레스나 피곤함이 습진의 원인이 될 수 있고 악화시킬 수 있다.

aromatherapy에서는 chamomile, lavender, melissa, neroli, geranium, juniper, patchouli, sandalwood, clary sage 등을 추천할 수 있다.

44. Fatigue(피곤)

이것은 여러가지 원인에서 생기지만 대부분이 강한 육체적인 운동 후에 근육 피로와 같이 분명한 경우와 정신적인 노동을 많이 해서 오는 피로이다. 피로는 머리가 아프거나 나른한 형태로 나타난다. 호르몬변화도 피로를 가져오는데 사춘기, 갱년기에 있는 여성들이 이 피로로 고생할 수 있다.

aromatherapy에서는 basil, lavender, neroli, petitgrain, lemon, bergamot, clarysage, chamomile, cypress, geranium 등을 이용 할 수 있다.

45. Feet(발)

발은 aromatherapy에서는 매우 중요하게 취급하는 우리 몸의 일부분으로 우리 몸의 모든 부분과 기관에 영향을 주는 반사점이 있기 때문이다. 특히 발의 피부는 정유를 흡수하는데 좋은 역할을 한다. 마늘을 발바닥에 비볐을 때 10분 후에 마늘의 성분을 호흡기에서 배출하는 배출가스로부터 측정할 수 있었다는 보고도 있다. 따라서 발이 우리 몸의 에너지 흐름과 바란스를 유지시켜주는데 중요한 역할을 하기 때문에 발 관리를 잘해주면 건강을 잘 유지 할 수 있다. 또한 우리 몸에 정유를 흡수시키기 위해 발 마사지나 footbath를 해 주면 좋은 결과를 얻을 수 있다.

46. Fever(열)

열은 외부로부터의 감염에 대한 우리 몸의 방어 반응이다. 여러 가지 원인에 의해 일어날 수 있기 때문에 그에 상응하는 치료를 받아야 한다.

정유 중에서 땀을 촉진하는 것에는 basil, chamomile, cypress, rosemary, juniper, lavender 등을 추천할 수 있고, cooling 효과를 나타내는 정유는 bergamot, eucalyptus, lavender, peppermint 등을 추천할 수 있다.

47. Flatulence(헛배부름)

일반적으로 헛배가 부른 것은 스트레스로 인한 것이건 음식에 의한 것이건 간에 위나 장에 gas가 과다하게 차 있는 상태를 말하며, 보통 구풍제를 사용하면 치료할 수 있는데 aromatherapy에서는 coriander, fennel, peppermint, tarragon, garlic, aniseed, onion, basil, nutmeg, ginger 등을 사용할 수 있다.

48. Gingivitis(치육염)

이것은 잇몸에 염증이 생긴 것을 말한다. 물론 세균에 감염되었을 때 일어나는 염증으로 통증이 느껴지거나 칫솔질을 할 때, 딱딱한 음식을 먹을 때 출혈이 된다. 입안의 위생을 꼼꼼히 유지하여야 하며 aromatherapy에서는 thyme, tea tree 오일을 이용하여 입안을 소독하면 도움이 되고 fennel과 mandarine

오일도 효과가 있고 myrrh도 치유효과가 있다.

49. Gout(통풍)

팔다리에 주로 생기는 질병의 하나로 몸의 노폐물중의 하나인 uric acid의 축적에 의해 생기는 병으로 알려져 있다. 신장에 의해 uric acid가 적당히 배출할 수 없을 때 관절에 uric acid 결정이 모여 염증을 일으키고 활동을 어렵게 한다.

증상은 관절 특히 엄지발가락에 심한 통증과 부기와 열이 난다. aromatherapy에서는 pine, rosemary, juniper, cajuput, niaouli, tea tree 오일을 따뜻한 물에 1~2 방울을 떨어트리고 10여분간 담그고 필요시 정유를 직접 발라 부드럽게 마사지 할 수도 있다.

50. Haemorrhoids(치질)

이것은 직장이나 항문에 위치한 정맥이 확장되어 부풀어 오르는 것을 의미하며 원인은 여러가지가 있을 수 있는데 보통은 직장의 혈액 순환의 제한 때문에 나타난다. 무거운 것을 들 때나 변비 배변 시 배에 너무 힘을 가할 때 발병되고, 가려움, 출혈 통증을 나타낼 수 있다. Cypress, juniper, frankincense 등을 이용해서 국부적으로 사용하거나 목욕 시 사용할 수 있다.

51. Hair(머리)

머리는 두피가 과도하게 온도에 노출되는 것을 보호하거나 몸(머리)의 온도 손실을 조절하는 역할을 하며 거의 10만개의 머리카락이 있다. 1개월에 1cm씩 자라는데 사람마다 약간의 차이는 있다. 머리는 keratin이라는 단백질로 이루어져 있고, 혈액에 의해 적당한 amino산, vitaminA, B, C, E와 칼슘, 아연, 철, 구리와 같은 미네랄을 공급받아 모낭에서 만들어 진다. 머리는 병이나 강힌 정서적인 스트레스에 의해 회색으로 변할 수 있다. 또한 부적당한 식사로 똑같은 일이 발생할 수 있다. 머리는 살아있는 물질로 구성되어 있는데 그 자체는 죽어 있다.

어느 기간이 지나면 머리는 빠지고 다른 것으로 교체된다. 잘못 관리하면 머리가 손상되고 탈모의 원인이 될 수 있다. 예를 들면 과도한 열, 너무 강한 detergent 샴푸의 사용, 파마액, 헤어 coloring 등을 예로 들 수 있다.

52. Halitosis(입냄새)

입 냄새는 몸의 좋지않은 첫 신호의 하나일 수 있다. 입 냄새는 보통 치과의사들은 입안의 조건 즉 침과 입안의 박테리아에 의해 치아의 부식, 잇몸의 감염등으로 나타난다고 믿고 있으나, 간의 문제, 소화기계, 폐나 호흡기계의 문제로 일어날 수도 있다. 치과의사나 내과의사와 상의하는 것이 좋다.

Aromatherapy에서는 cinnamon, fennel, mint, thyme, myrrh 등을 사용한 gargling을 해주는 것이 도움이 된다.

53. Hayfever(건초열)

건초열은 코나 눈, 목에 발생하는 알레르기의 한 형태로 엄격히 말하면 어떤 풀의 꽃가루에 대한 알레르기 반응이다. 그러나 넓은 범위의 꽃가루 또는 곰팡이포자에 대한 알레르기 반응을 나타내기도 한다. 증상은 콧물이 나고 재채기, 눈물이 난다.

aromatherapy에서는 eucalyptus, lavender는 재채기 콧물을 진정시키고, chamomile과 melissa가 알레르기 증상에 좋다. 물론 tea tree, niaouli 등도 유용하게 사용된다.

54. Headache(두통)

두통은 독감, 감기, 스트레스, 일사병, 신경통, TV과다시청, 소화불량, 월경문제등 다양한 원인에 의해 나타난다. 이러한 근본문제를 제거하는 것이 제일 좋은 방법이다.

Aromatherapy에서는 lavender, peppermint, rosemary 등을 관자놀이에 바를 수도 있고 감기와 같은 경우는 eucalyptus 오일을 이용할 수도 있다.

55. Heartburn(가슴앓이)

가슴앓이는 가슴뼈 뒤의 통증을 말하며 pyrosis(가슴쓰림)으로도 알려져 있다. 이것은 소화기 문제이고 산의 역류와 연결되어 있다. 위산 때문에 식도와 입까지 쓰리고 불편한 느낌을 준다.

Chamomile, lavender, marjoram과 같은 정유를 사용하여 위가 위치하는 부분을 부드럽게 마사지하거나 chamomile, fennel, peppermint를 이용한 Infusion을 마시면 쉽게 가라 앉는다.

56. Herpes(대상포진)

감기나 열이 날 때 입가에 발진이 돋아 나는데 이것은 virus herpes simplex I에 의해 발생한다. 이 바이러스는 우리 몸에 항시 존재하고 감기나 과로 시에 쇠약해졌을 때 물집이 나타난다. 어떤 사람은 극도로 덥거나 추운 날씨에도 발생한다. Bergamot, eucalyptus, tea tree 오일이 이를 치유하는데 효과적이다.

Genital herpes는 herpes simplex II 바이러스에 의해 발생한다고 이야기되고 있으나 확실치 않고 생식기 부근에 생기는데 bergamot로 초기에 치료하고, tea tree 오일과 bergamot 오일을 2 : 4 정도의 비율로 섞어 알코올에 희석시켜 사용하면 효과를 볼 수 있다.

57. High blood pressure(고혈압) : hypertension참조.

58. Histamine(히스타민)

보통 위액분비촉진 혈압저하 자궁수축제로 알려져 있는 데 단백질의 분해 산물이다.

히스타민의 방출은 정상적인 방어 기능이다. 너무 많이 분비되면 불쾌함만을 경험한다. 히스타민의 작용 중의 하나는 국부적으로 혈관을 확장시켜 붉게 하거나 열이 나게 한다. 국부적으로 부풀거나 자극을 일으키게 한다.

다른 하나는 위를 자극하거나 기관지를 수축시켜 자극한다. 여러 가시 꽃가루 벌레 물린데 등에 히스타민의 활성을 야기시킨다. 이 이외에도 천식 hayfaver 등에 의해서도 활성화 되는데 의약적으로는 항히스타민제를 사용하는데 우리 몸에서는 똑같은 반응을 하지 않는다. aromatherapy에서는 chamomil e, melissa가 여러가지 진정효과를 위해 사용될 수 있고, 벌래 물린곳에 lavender나 lemon을 바로 사용하면 국부적인 가려움, 부풀어 오르는 것을 막아줄 수 있다. 사람에 따라 chamomile, melissa, lavender, hyssop, benjoin 또는 다른 오일을 혼합해서 진정효과를 볼 수 있다.

59. Holistic medicine

holistic이라는 말은 통상적으로 전체적이라는 의미를 가지고 있는데 그리스어 holos에서 왔는데 영어의 whole, heal, holyhealth 등으로 파생되었다. Holistic medicine은 인간은 몸, 마음, 기, 혼 등의 유기적인 통합체로 보고 사회, 자연, 우주와의 조화에 기초한 포괄적인 건강관에 입각해서 생명이 본래 스스로 가지고 있는 자연 치유력을 치료의 원점에 두고 그 자연 치유력을 높이고 증강하는 것을 치유의 근본으로 한다.

병의 치료중심은 환자에게 있고, 치유자는 어디까지나 보조자이며, 치료보다는 생활습관을 개선해서 스스로 치유하는 자세가 치료의 근본이고, 한가지가 아닌 여러가지 치료방법을 종합적으로 조합해서 한다.

60. Homeopathy(동종 요법)

동종 요법은 19세기초 독일 의사 samuel Hahn-neman에 의해 처음 처방되었는데 동종 요법이 의미하는 것은 동종을 가지고 동종을 치료한다는 것이다. 이것은 극히 적은 양의 물질로 똑같은 물질의 많은 양에 의해 생긴 증상을 치료한다는 사실에 의존한다.

동종 요법의 치료는 동물, 채소, 미네랄 어떤 때는 박테리아, 바이러스를 희석해서 조제된다. 희석하면 희석할수록 치료가 강해질는지 모른다는 것이다.

61. Hypertension(고혈압)

심장수축할 때의 혈압이 힘을 쓸 때나 정서적인 스트레스를 받을 때 증가하는 것은 극히 정상적이다. 그러나 건강한 사람은 아주 빨리 정상적인 상태로 되돌아 오는 것이 정상이다.

혈압상태가 오른 상태로 계속되는 것은 위험하다. 비록 아무 증상을 느끼지 못할 때도 혈압이 오른 상태는 심장이나 혈관, 신장 등에 긴장을 주기 때문이다. 신장과 혈압 사이에는 혈압이 신장에 해를 끼칠 수 있다. 바꾸어 말하면 신장을 통해 피의흐름을 방해하는 신장병과 혈압을 정상적으로 유지하도록 돕는 호르몬(renin)의 분비가 고혈압을 일으킬 수 있다. 혈압이 신장병의 원인인지, 신장병이 혈압의 원인인지는 구분할 수 없다.

aromatherapy에서는 garlic, lavender, lemon, marjoram, ylangylang 등이 추천되고 있고 스트레스의 진정효과를 보이는 정유로는 chamomile, rose, bergamot, neroli, frankincense 등도 이용되고, fennel, juniper, lemon과 같은 해독작용이나 정화작용이 있는 정유도 사용할 수 있다.

62. Hypotension(저혈압)

저혈압은 정상적인 혈압보다 낮은 혈압을 말하는데 고혈압 보다는 많지 않고 건강에는 덜 심각하다. 그러나 저혈압인 사람은 현기증을 일으킬 수도 있고 졸도할 수도 있다. 추위를 쉽게 느끼거나 쉽게 피곤함을 느끼는 경향이 있다. Rosemary, blackpepper, peppermint가 저혈압을 가진 사람에게 도움을 준다.

63. Immune system(면역계)

인간이 외부로부터의 감염에 대항하는 방법은 아주 다양하다. 외부로부터 박테리아 바이러스 또는 곰팡이등에 의해 침입을 받으면 감염이 되는데 이런 미생물들은 계속해서 우리몸에 들어오고 어떤 미생물들은 해가 없이 우리 몸에서 산다.

감염이라는 것은 이러한 미생물들이 우리 몸에서 문제를 일으키고 증식 또는 번식할 때 쓰는 말이다. 여러 미생물로부터 방어하는 첫번째가 피부와 입이나 코, 폐의 표면을 이루고 있는 점막이다. 박테리아는 피부가 파괴되지 않는 한 피부를 투과할 수 없다.

점막은 어떤 박테리아는 배출할 수 있는 효과적인 운반체 역할을 하지만 어떤 박테리아에 대해서는 효과적이지 못할 경우도 있다. 어떤 위험한 미생물이 몸에 들어 오면 혈액이나 림프계 비장(지라), 흉선(thymus), 체액에 있는 특화된 세포들이 활동을 시작한다. 이런 반응에 가장 활동적으로 관여하는 것은 백혈구인데 림프절 조직의 체액 등에서 발견된다.

그리고 이 백혈구가 주로 활동하는 것은 혈액의 흐름 밖에서 이루어진다. 골수에서 형성되는 식세포(백혈구를 포함)는 박테리아를 포함 외부입자(미생물)를 둘러 싸서 그들을 죽인다. 그리고 자신도 죽는 경우도 있다. 환부에서 볼 수 있는 고름은 많은 식세포와 죽은 박테리아로 구성되어 있다.

식세포는 청소세포(scavenger cell)를 말하기도 한다. 골수와 림프조직(림프절, 비장, 흉선)에서 형성되는 림프톨(lymphocyte)은 다른 기능을 가지고 있다. 그들은 특별한 미생물로부터 위협받는 반응에 대한 항체를 생산할 수 있다. 똑같은 미생물이 또 만났을 때 피에 미리 만들어진 항체가 그 미생물의 성장이나 활동을 억제하는데 도움을 준다. 어떤 미생물에 대한 흥분한 항체가 병의 증상을 막기위해 있을 때 우리는 특별한 미생물에 대한 면역력을 가지고 있다고 한다.

이러한 세포들의 활동을 조절하는 것은 T-cell들이다. T-helper 세포들은 식세포(phagocyte)와 림프톨의 생산이나 활동을 활발하게 한다. 반면에 T-suppressor 세포들은 감염으로부터의 위험이 지나갔을 때 활동을 낮추는 계기를 만든다. 면역계가 정상적으로 기능을 할 때 T-helper 세포가 T-suppressor 세포보다 수적으로 2 : 1로 우세를 보인다. 그러나 계가 손상되거나 고갈되면 T-helper 세포의 숫자가 줄어든다.

림프계는 면역반응에서 중요한 역할을 한다. 많은 수의 림프톨이 감염에 반응해서 림프절에서 형성된다. 혈청(lymph)에서 순환되는 보통의 박테리아 수보다 많은 수의 박테리아가 림프톨의 생산을 아주 많이 하도록 한다. 그리고 림프절에는 대식세포(macrophage)라고 하는 큰 청소세포(scavenger cell)가 있는데 이것은 박테리아와 다른 불필요한 미생물 입자를 여과하거나 삼켜버린다. 감염 시는 림프절의 모든 활동이 높아지고 활성 있는 세포와 박테리아의 퇴적물이 림프절을 확장하도록 할 수 있다. 이것은 목, 겨드랑이, 사타구니에서 볼 수 있거나 느낄 수도 있다.

부신(adrenal gland)은 면역반응에 일익을 담당한다. 스트레스는 아드레날(부신)을 고갈시키기 때문에 부분적으로 감염에 대한 몸의 저항을 낮춘다. 정유들은 두 가지 방향에서 면역반응을 강화하거나 지지해 준다. 하나는 미생물에 직접 방해를 해서 효과를 주는 것과 또 하나는 미생물과 싸울 수 있는 우리 몸의 기관이나 세포의 활성을 증가시켜 효과를 주는 역할을 한다. 많은 정유들이 2가지 효과를 가지고 있다. 예를 들면 bergamot, eucaly-ptus, manuka, ravensara, tea tree와 같은 정유들은 많은 박테리아와 바이러스에 직접적으로 작용한다. 동시에 면역 반응을 증가시킨다.

Rosemary와 geranium은 부신을 지지해 주고 림프계를 자극해주는 자극제로 작용한다.
Black pepper와 lavender는 비장(지라)을 강화시켜 준다. 물론 기본적으로 운동과 영양섭취와 스트레스를 받지 않도록 하는 것이 제일 중요하다.

64. Impotence(불감증) : aphrodisiac 참조

65. Indigestion(소화불량)

소화불량은 chamomile, lavender, marjoram등과 같은 정유를 이용하여 복부를 마사지해서 도움을 줄 수 있고 hot compress를 이용해서 도움을 줄 수 있다.

Chamomile, fennel, peppermint와 같은 정유를 이용한 차를 마시면 효과를 볼 수 있다.

66. Infectious illness(전염병)

전염병은 여러가지 박테리아나 바이러스에 의해 생기는 질병으로 aromatherapy에서는 다음과 같은 3가지 효과를 가지고 예방 및 치유할 수 있다.

박테리아나 바이러스와 싸울 수 있는 몸의 면역력을 증가시킬 수 있고 박테리아나 바이러스를 직접 공격해서 효과를 볼 수 있고 전염하는 것을 막을 수 있다.

예를 들면 bergamot, eucalyptus, juniper, lavender, manuka, rosemary, tea tree유가 많이 이용된다.

67. Inflamation(염증)

염증은 박테리아, 상처, 자극물질 등에 대한 우리 몸의 반응의 한가지로 통증, 가려움, 발열 등을 수반하거나 부풀어 오를 수도 있다. aromatherapy에서는 lavender, chamomile, myrrh 등을 사용할 수 있다.

68. Inflanza(독감)

독감은 심한 감기 또는 미확인 바이러스 감염에 붙여지나 이것은 부정확한 것이고, 진정한 독감은 널리 퍼지는 전염성이 있는 가끔은 10년 주기로 나타난다고 하는 사람도 있다.

독감의 증상은 머리가 아프거나, 근육통, 허리가 아프거나, 고열, 몸이 떨리고, 땀이 나고, 쇠약해지고, 기침이 나고, 목이 아프고, 가래가 나오고, 재치기가 나오는 등 다양한 증상을 보일 수 있다.

aromatherapy에서는 eucalyptus, lavender, ravensara, tea tree, cinnamon, black pepper, garlic, cypress, lemon, thyme 등이 추천되는 데 목욕이나 호흡법 등의 방법을 이용하면 효과를 볼 수 있다.

69. Insomnia(불면증)

불면증은 말 그대로 잠을 이룰 수 없는 것을 의미하는데 병을 앓을 때 나타날 수도 있고 몸이 피곤하거나 스트레스나 걱정이 있는 상태에 있을 때 불면증이 대부분 올 수 있다.

또한 월경 전후나 폐경기와 같은 때에도 올 수 있다. 노인들이 불면증에 고생하는 사람들이 많다. 운동부족, 음주, 흡연, 커피 등에 의해서도 불면증이 올 수 있다.

aromatherapy에서는 lavender, chamomile, neroli 등이 수면을 취하는데 도움을 준다. 또한 basil, marjoram, orange, bergamot, thyme, varerian 등도 추천할 만한 정유이다.

70. Itching(가려움)

가려움은 아직까지 정확한 기작은 알려져 있지 않으나 외적인 자극, 즉 벌레 물린데, 쐐기풀에 찔릴 때 또는 알레르기 증상이 나타날 때, 상처가 나을 때 등 여러가지 원인에 의해서 나타날 수 있다. 건조한 피부에서도 나타난다.

aromatherapy에서는 chamomile과 lavender, melissa가 가려움 예방이나 처리에 이용될 수 있다.

71. Keratin

케라틴은 머리, 손 발톱, 피부의 맨 바깥쪽을 구성하고 있는 주성분으로 일종의 단백질이다. 피부, 머리, 손톱은 죽은 조직이고, 밑층으로부터 밀려 올라오는 세포로부터 형성된다.

aromatherapy가 할 수 있는 것은 피부의 성장층의 건강이나 생기를 증가시키는 것이다. 또한 개개의 모발이 성장하는 모낭과 손톱 기부(基部) 의 활력을 증가시킨다. Lavender, neroli가 피부, 머리, 두피의 새로운 세포의 성장을 자극한다.

72. Kidney(신장)

신장은 피로부터 독성폐기물을 정화하거나 여과하고 몸밖으로 뇨에 포함시켜 배출시킨다. 더불어 피속의 K, Na의 균형을 조절하고 몸속의 체액의 양을 조절한다. 이런 기능의 어느 것도 떨어지면 몸의 독성이 상승되어 생명의 위험이 될 수 있다.

신장은 역시 혈압을 조절하는 데 도움을 주는데 이는 혈류로부터 추출된 물의 양에 의해 조절한다. 그리고 적혈구의 생산에도 도움을 준다. 몸에 있는 피가 한 시간에 두번 신장을 통과한다.

정유를 사용하는 것은 조심해야 한다. 과다하게 사용하거나 오래 사용할 때에는 신장에 부담을 줄 수 있기 때문이다.

73. Laryngitis(후두염)

후두염은 후두의 염증을 가르키는 데 감기 기침과 같은 감염에 의하거나, 소리를 지르거나, 담배를 핀다든지, 자극물질을 호흡할 때에도 염증을 일으킬 수 있고, 건조한 공기나 또는 에어컨과 같은 실내조건이 악화시킬 수 있다. 실내 공기를 건조하지 않게 하여주는 것이 필요하고 함께 benjoin, lavender, sandalwood, thyme 등이 효과적이다.

74. Liver(간)

간은 우리 몸 중에서 가장 큰 기관이고 그 기능 또한 가장 복잡하다. 약 1.5kg의 무게를 가지고 있으며 다음과 같은 4가지 기능을 가지고 있는데 생산, 대사, 저장, 해독이 그것들이다.

이 기능을 수행하는 과정 중에 화학적인 활동이 관여되고 몸의 열의 대부분을 간에서 공급한다. 간에서 생산된 물질이 담즙인데 지방의 소화에 필요하며 피의 엉킴을 방지하는 heparin 그리고 혈장 있는 대부분의 단백질들이 간에서 생산된다. 또한 비타민A가 carotene으로부터 역시 간에서 필요할 때 합성될 수 있다.

당이나 전분으로부터 온 glucose가 모든 근육활동의 연료로서 사용되어지는 glycogen으로 바꾸어지고 지방을 분해해서 공급하기도 하고 저장하기도 한다. 단백질의 기본 구조인 amino acid는 건강을 위해 필수적인 데 무한정 사용하거나 저장할 수 없는 데 간은 이 과다 amino acid를 분해해서 fatty acid와 같이 glycogen으로 바꾸어 저장한다. Vitamin A와 D는 간에 저장된다. 또 간의 주요기능 중의 하나는 해독이다. 간은 다른 조직에 해를 줄 수 있는 유기물질 예를 들면 알코올, 약, 독이 있는 뇨나 변으로 배출할 수 있도록 분해한다.

Aromatherapy에서는 rosemary, chamomile, peppermint, cypress, lemon, thyme, Juniper 등이 효과를 볼 수 있다.

75. Loss of appetite(식욕상실)

흔히 스파이스가 입맛을 돋구는 것으로 알려져 있는데, 이러한 스파이스와 같이 정유들 중에도 입맛을 자극하는 것들이 있다. Bergamot, caraway, lemon, coriander, ginger, fennel 등이 그것들이다.

76. Lungs(폐)

폐는 피부와 함께 aromatherapy를 실시하는 데 없어서는 안되는 조직이다. 정유는 공기에 의해 휘발이 되고 호흡할 때 공기와 함께 코와 폐를 통해 운반된다. 폐에 도착한 정유는 혈류를 통해 온몸으로 순환한다.

77. Lymph/lymphatic system(혈청/림프계)

림프(혈청)는 내부조직액과 성분에서 유사한 무색의 액체이다. 계속되는 순환 과정의 부분으로 조직액의 약간은 모세관을 통해 혈류에 흡수되고 나머지는 림프관에 흡수된다.

이 림프관은 피부순환과 나란히 하는 계의 한 부분을 형성한다. 그러나 다른 것은 혈관과는 달리 중심되는 펌프system이 없다는 것이다.

대신 근육의 활동으로 생기는 압에 의해 혈청의 움직임이 이루어 진다. 림프 (혈청)는 장으로부터 유지의 흡착에 관여된다. 또한 우리의 모든 부분에서 나온 독성 물질의 제거나 배농에도 관여되고 감염에 대한 우리의 반응에도 관여한다.

림프계의 다른 주요한 기능은 분비액의 배수이고 림프의 순환부족은 분비액의 정체나 국부적으로 머물게 될 수 있다.

이것이 오래 서 있는 사람들에게서 볼 수 있고 나중에는 관절이 부어 오를 수 있다. 독성물질이나 분비액의 정체와 관여되고 있는 특히 엉덩이, 사타구니 등의 부분에 많이 나타나는 cellulite는 활발치 못한 림프기능과 관련이 있다. 특별한 마사지는 림프의 효과적인 배수를 증진하고 부풀어 오르는 것을 감해 주는데 효과적이다.

Geranium, juniper, rosemary를 사용한다든지 blackpepper, birch, patchouli 등를 이용해서 마사지를 해주면 효과를 볼 수 있다.

목욕, 부드러운 운동 피부솔질(dry brush)을 같이하면 더욱 효과적이다.

78. Massage : 앞의 마사지 참조

79. Memory(기억)

rosemary는 수 백년 동안 기억을 돕는 것으로 알려왔고 모든 냄새나 향들이 그들이 가지고 있는 경험과 관련된 과거 사건이나 감정 등을 기억하는 것으로 알려져 왔다.

80. Menopause(폐경기)

폐경기는 여성이라면 한번 겪어야 할 과정이다 월경이 멈추고 배란이 멈추는 것을 의미하는데 일시에 나타나지 않고 몇 달 또는 1~2년 동안 정상적인 월경의 변화를 나타낼 수 있다.

대개 40대 중반에서 50세 전후해서 월경이 멈추게 된다.

이때는 여러가지 증상이 나타날 수 있다. 정신적인 우울증 신경이 예민해지고, 흥분을 잘하거나, 얼굴이 붉어지거나, 피부가 가렵고 현기증이 나거나, 가슴이 두근거리거나, 불면증 등이 올 수 있다.

Aromaterapy에서는 여러 가지면에서 geranium, rose, chamomile, bergamot, Clary sage, jasmin, lavender, niaouli, sandalwood, ylangylang 등이 추천되어 사용되고 있다. 특히 여성 호르몬성 정유인 clary sage, fennel, anise, tarragon 등이 도움이 될 수 있다.

81. Menstruation(월경)

월경은 사춘기에 시작되어 폐경기까지 계속된다. 물론 임신이나 젖을 먹이는 동안에는 월경분비가 방해된다.

이러한 과정은 여러가지 호르몬의 관여에 의해 이루어지는데 이런 과정을 관장하는 것은 시상 하부의 영역에서 한다. 그런데 사람에 따라서 월경하는 과정에 통증, 경련, 과다출혈, 주기가 일정치 않는 등 여러 가지 문제점이 나타나게 된다.

Aromatherapy에서는 진정효과가 있는 marjoram, lavender, chamomile등이 추천되고 호르몬에 관여하는 정유로는 clary sage, myrrh, sage, anise Fennel, rosemary 등이 추천되며, 주기와 관련된 정유로는 cypress, rose Geranium 등을 추천할 수 있다.

82. Mental fatigue(정신피로)

정신적인 피로에는 basil, peppermint, rosemary 등이 효과가 있다고 알려져 왔다.

83. Migrain(편두통)

편두통은 자주 재발하는 두통으로 신경계의 병중의 하나이다. 많은 사람들이 이 편두통으로 고생하고 있는데 남자 보다 여성이 더 많으며 유전적일 수 있다. 편두통은 머리 한쪽의 동맥이 갑자기 좁아져서 생기는 것으로 알려져 있으며 좁아진 동맥이 다시 확장될 때 머리가 아프게 된다.

Aromatherapy에서는 lavender, peppermint, marjoram 등을 관자놀이, 목뒤나 어깨부위에 냉습포 형태로 사용하면 효과를 볼 수 있다.

84. Mind(마음) : aromachology참조

85. Mouth ulcers(구강 궤양)

이것은 틀니나 거친치아, 순환부족, 박테리아, 진균 또는 특정음식 알레르기에 의해 발생할 수 있다.

정신적인 스트레스에 의해 쇠약해지거나 잠이 부족하거나 부실한 식사, 비타민C 부족이 원인이 되는 인자이다.

Aromatherapy에서는 myrrh, tea tree, carrot, fennel, mandarine, peppermint 등의 정유를 물이나 술 등에 한 두방울 넣고 입안을 헹구어 내면 효과를 볼 수 있다.

86. Neuralgia(신경통)

신경통은 병이라기 보다는 증상이라고 할 수 있는데 신경이 자극을 받거나 압박을 받았을 때 통증을 나타내는 증상을 말한다. 어떠한 염증이나 감염되었을 때 이러한 증상이 일어날 수 있다. 가장 일반적인 것 중의 하나가 대상포진이다. 다른 것은 신경을 누르고 있는 골절된 뼈나 삔 관절이 원인일 수 있다. 두통, 치통, 정맥두염이 신경통을 야기할 수 있다. 얼굴의 신경통은 찬바람에 노출될때도 야기될 수 있다. 좌골신경통이나 편두통은 신경통의 일종이다.

Aromatherapy에서는 진통효과가 있는 chamomile, clary sage, lavender, ma-rjoram, rosemary 등을 이용하여 hot compress법에 의해 환부를 치유하면 효과를 볼 수 있다.

87. Nosebleed(코피)

코피는 간단하게 멈추게 할 수 있는데 찬물에 솜이나 가제를 적시어 코를 막으면 코피를 멈추게 할 수 있다. 이때 레몬오일을 1~2 방울을 함께 사용하면 효과적이다.

물론 심한 경우는 전문가를 찾는 것이 중요하다.

88. Oedema(부종)

부종은 과다한 체액이 몸에 머물러 있어 몸의 조직을 부풀게 하는 현상으로 몸의 모든 부위에서 일어날 수 있으나 대부분 손, 발, 눈 주위에서 일어난다. 수종이라 불리어 지기도 한다.

원인으로는 신장병으로 생기는 것은 심한 경우이고, 임신, 구강피임, 생리전후군, 알레르기반응, 오래 동안 서 있거나 앉아 있는 경우에도 나타날 수 있다. 신장이나 심장에서 오는 부종은 전문의의 진료를 요하고 그 외는 pine, geranium, juniper, rosemary, cypress, fennel, lemon 등을 이용하여 그 증세에 따라 마사지하면 효과를 볼 수 있다.

89. Oestrogen(여성호르몬의 일종)

에스트로젠은 여성 발정호르몬의 일종으로 난소에서 주로 생산된다. 물론 적은 양이지만 아드레날 분비선에서도 만들어 진다. 이 호르몬은 생식 이외에도 몸의 여러 가지 작용을 위해 필요하며 여성뿐 아니라 남성에게도 있는데 그 비율은 다르다. 호르몬 결핍은 월경과 생식에 문제를 일으키고 폐경기후에 에스트로젠의 양의 저하는 노화과정에도 영향을 미치고 특히 골다공증(osteoporosis)에도 영향을 미치는 것으로 알려져 있다.

어떤 식물들은 몸의 호르몬을 공급하는 데 효과가 있는 식물성 호르몬을 포함한 것으로 알려져 있다.

Anethole이 그러한 것 중의 하나인데 fennel, anise, ravensara, tarragon 등에 함유되어 있고, sclareol도 또 하나의 식물성호르몬인데 clary sage에 함유되어 있다. Fennel이나 licolice(감초)를 차로 마시면 여성의 생리문제나 피부탄력을 최소화 할 수 있다.

90. Oily skin(지성피부)

지성피부는 피부의 피지선에서 생산되는 sebum이 과다 생산되어 생기는 현상으로, sebum은 천연 광택제로 피부를 건강하게 보호하기 위해서나 보기에 좋게 보이도록 하는데, 과다분비는 종기, 점, 여드름에 관여하여 피부에 문제를 야기시키기도 한다. 피지는 전체 내분비계와 연결되어 있다.

정유 중에는 cedarwood, cypress, geranium, grapfruit, sandalwood, lavender 등이 지성피부를 조절해 준다고 알려져 왔다.

91. Osteopathy(안마)

안마는 aromatherapy에서 가장 자주 사용하는 치료방법 중의 하나이다. 이것은 인체의 구조나 기능은 상호 의존한다는 원리에 기초를 두고 있다. 만약에 구조가 정상적이지 못하면 또는 어떤 면에서 변화되어 있다면 예를 들어 떨어졌거나 사고가 생겼을 경우 그 기능은 손상되어 있을 것이다. 구조가 정확한 정렬로 되어있을 때 몸의 여러 기능이 정상적으로 작동하기가 쉽다.

그러므로 안마는 그 구조의 결점을 정확하게 만드는 작업이다.

이것이 사고의 결과로 생겼든, 나쁜 자세로 생겼든, 비정상적인 근육긴장이나 다른 원인에 의해 생겼던 결점을 정확하게 만드는 작업이다. 모든 방법에 의해 관절의 위치를 되돌려 놓도록 하는 것이다.

즉 환자의 몸과 치유자의 몸을 이용하여 여러 가지 지렛대원리를 응용해서 처리한다. 관절이 부정확하게 있으면 주위의 근육이 경련이 일어날 수 있고 오래 지속되면 섬유조직의 융기가 근육에 가끔 생길 수 있다. 안마를 하기 전 마사지를 하면 근육이 부드러워지고 따뜻해지며 풀려서 안마를 더 쉽고 효과적으로 할 수 있다.

안마를 배우거나 그 배경(실력)에 따라 예비 마사지를 할 수 있거나 또는 마사지사를 고용해서 할 수도 있다. 마사지사도 정유를 사용해서 근육을 더 효과적으로 처리해서 촉진을 행한다. Marjoram이 가장 효과적인 정유이고 black pepper, lavender 등을 섞어 사용할 수 있고 clary sage는 근육이완에 효과가 좋다. 또한 진통효과를 가지고 있는 chamomile, lavender, marjoram, clary sage 등도 이용되며 방향욕도 좋은 효과를 볼 수 있다.

92. Otitis(耳炎 : 이염)

이염은 여러 가지 감염에 의한 귓병이며 외부적인 귓병 중이염, 귀속감염 등으로 나눈다. 감염은 한쪽에서 다른 쪽으로 쉽게 번진다. 또는 코로부터 귀로 번지기도 한다. 이러한 합병증을 일으키는 성질 때문에 어떤 귓병도 무시해서는 안 된다. 정유는 이러한 증상의 초기에 감염을 막기위해 사용될 수 있는데 24시간 내에 차도가 없고 통증이 급성이고, 열이 나고, 고름이 보이면 의사의 진단을 받아야 한다. 항생제를 사용해야 하고 동시에 aromatherapy 치료도 병행할 수 있다. 대부분의 귓병은 감기와 정맥두염,다른 콧병으로부터 2차 감염일 수 있다. 따라서 본래 발생한 코의 질환을 잘 치료해야 한다. Lavender, chamomile, tea tree 오일을 올리브유나 아몬드유에 2~3 방울 섞어 귓속에 넣는다.

93. Palpitation(심계항진)

이것은 불규칙한 심장박동의 지각을 말하기 위한 표현으로 심장박동을 거르거나 속도가 빠르게 나타날 때 심계항진이라고 표현한다. 이것은 보통 운동이나 말을 할 때 또는 스트레스를 받을 때나 두려움을 느낄 때는 보통 있을 수 있는 일이다.

또는 caffeine 또는 nicotine과 같은 자극물질을 섭취할 때도 마찬가지이다. 많은 여성들이 폐경기 때 심계항진을 경험하는데 이것은 몇몇 심장병의 제1의 증상일 수도 있다. 수시로 이러한 증상이 있을 때에는 의사와 상의하여야 한다. Chamomile, lavender, neroli, melissa, rose, ylang ylang 오일을 냄새를 맡거나 명치부근을 마사지 오일과 희석시켜 마사지해준다.

94. Photosenstisation(광감작) : 안전성 참조.

95. Phytohormone(식물호르몬)

이 말은 그리스어에서 온 말이다.

식물은 사람과 같이 호르몬을 생산하는데 보통 chemical messenger로써 이야기할 수 있다.

이 물질은 인간의 호르몬이 혈액 속에서 이동하듯이 식물의 수액에서 이동하여 다른 기관의 기능에 영향을 준다. 이것들은 성장, 생식 다른 많은 기능에 관여한다. 몇몇 식물 호르몬들은 구조나 기능에서 인간호르몬과 유사하고 그것들을 함유한 식물들은 우리 인간들의 호르몬 기능을 도울 수 있다. 이러한 기능을 가지고 있는 것 중에는 hop, fennel, licolice, willow, catekins과 같은 여성 호르몬의 형태를 가진 물질을 함유하고 있고 sarsaparilla는 남성호르몬과 유사한 물질을 함유하고 있다. Agnus catus, ginseng과 몇몇 다른 식물들은 teststerone과 유사한 남성 호르몬을 함유하고 있다.

96. Phytoncide(피톤치드)

최근 우리나라에서도 삼림욕이 유행처럼 번지고 있고 건강에 좋다고 알려져 있는데 그 근거는 1930년대 구 소련의 레닌그라드대학의 토킨박사에 의해 제창된 phytoncide라는 개념에서 그 근거를 찾을 수 있다. 물론 독일 등지에서도 건강을 위해 삼림에서 생활하는 것이 예부터 행해져 오고 있다.

토킨박사에 의한 phytoncide라는 말은 phyton(식물)과 cide(죽인다)는 의미를 가진 말로 식물에서 발산하는 물질이 타종의 식물이나 동물에 영향을 미친다는 말로 해석할 수 있는데 깊은 산속에서는 병원성 균이 거의 없는 것으로 조사되었다. 이는 phytoncide가 간접적으로 증명되었다고 할 수 있다. 따라서 삼림욕을 하면 우리 몸에 병원성 균을 없앨 수 있기 때문에 좋은 자연요법으로 볼 수 있다.

97. Phytotherapy(식물요법)

이 말은 그리스어에서 유래된 식물치료라는 의미를 가진 말로 식물을 사용하여 치료하는 모든 행위를 묘사하기 위해 사용되는 말이다. 프랑스에서는 이 말은 medical herbalism을 묘사하기 위해 사용된다.

그러나 aromatherapy도 가끔 phytotherapy에 포함시킨다. 프랑스에서는 정유만 가지고 실제로 일을 하는 사람들은 거의 없고 다른 식물이나 허브를 같이 혼합해서 사용한다.

98. Pneumonia(폐염)

폐염은 폐의 감염증으로 폐의 조그만 공기낭이 염증을 일으키고 점액이나 고름으로 차게 되는 증상이다.

일차 원인은 박테리아나 바이러스이다. 화학물질이나 알레르기를 일으키는 물질이 폐염을 일으키기도 한다. 기관지염과 같은 감염이 폐염으로 발전하기도 하고 많은 경우 폐염이 독감에 걸렸을 때 급속히 증가된다. 병의 증상은 다양하여 가볍기도 하고 심할 수도 있다.

가슴에 날카로운 통증을 일으키기도 하고, 오한이 나거나, 열이 나기도 하고, 호흡이 가쁘고, 각혈을 하기도 하며, 계속해서 마른 기침을 하기도 한다. 적당한 항생제로 치료할 수 있으나 항생제가 심각해 질 수 있다. 특히 나이든 사람이나 어린 사람에게는 특히 더하다.

의사에게 진찰을 받고 입원할 필요가 있을 때도 있다.

Aromatherapy에서는 eucalyptus, lavender, pine, tea tree, cajuput, niaouli 등을 증기 호흡방법에 의해 효과를 얻을 수 있다.

99. PMS 또는 Pre-menstruation tension(월경전 증후군 또는 월경 전 긴장증)

이것은 많은 여성들이 월경 전 몇일 동안 육체적 정서적 혼란을 겪는데 이러한 증상을 월경 전 증후군 또는 월경 전 긴장증이라고 하며 손 관절이 부어오르고, 복부가 팽창하고, 가슴이 부풀어오르고, 통증을 느끼며, 몸무게가 늘고, 변비, 피부가 지성으로 되고, 머리카락이 지성으로 되고, 불면증이 생기고, 머리가 아픈 증세 등이 나타난다.

이러한 증상을 가져오는 호르몬장애는 아직까지 미스터리이다.

그러나 과학자들은 남성호르몬과 여성 호르몬인 progesterone과 oestrogen의 균형의 변화가 그 원인이라고 믿고 있다.

월경 전 일주일 정도는 oestrogen의 수준이 보통 때보다 높고 progesterone은 낮게 떨어진다. 난소호르몬의 분비는 뇌하수체의 통제를 받고 있다. 그래서 하나의 결함은 균형을 깨트릴 수 있다. 즉 뇌하수체는 시상 하부에 의해 영향을 받고 이 통제 쎈타는 스트레스나 다른 정신적인 혼란에 반응한다. 이것이 다달이 월경 전 증후군이 변할 수 있다는 것을 설명할 수 있다.

Aromatherapy에서는 geranium, rosemary, bergamot, chamomile, petit grain, Rose 등이 이용되는데 증세에 따라 복부에 마사지 방법을 이용하여 효과를 볼 수 있다.

100. Pruritis(소양증)

이것은 가려움증을 의미하나 거의 점막, 특히 외음부에서의 가려움증을 나타내기 위해 사용되어진다.

진정작용이나 항염작용이 있는 정유들이 몸의 어느 부분에서든 가려움증을 완화 할 수 있다. 그러나 농도가 중요하기 때문에 민감한 조직에 사용하기 전에 농도를 희석 시킬 필요가 있다.

Chamomile, lavender, tea tree, myrrh과 같은 정유들을 이용해서 목욕을 할 때 6~7 방울 정도를 떨어 트려 이용하면 효과적이다.

111. Psoriasis(건선)

건선은 다루기 힘든 피부병 중의 하나이다. 증상은 붉은 색이나 핑크색의 건조한 파편의 형태로 피부에 둥그런 반점을 갖는 피부병이다. 이 반점은 몸의 어느 부분에도 나타날 수 있고 특히 무릎, 팔꿈치, 어떤 때는 두피, 앞이마에 나타난다.

Steroid가 이 피부병을 위해 사용되나 어느 때는 피부병을 악화시킬 수도 있다. 피부가 건조해 지고, 갈라지고, 감염이 될 수도 있다.

이 병의 특별한 원인은 알려져 있지 않지만 유전적일 수 있고, 감기, 습기 그리고 스트레스에 의해 악화 될 수 있다. 건선은 고치기 힘들지만 정유로 좋은 효과를 얻을 수 있다.

Aromatherapy에서는 bergamot, benjoin, cajuput, chamomile 등이 많이 이용된다.

112. Rheumatism(류마티스)

이것은 류마티스, 여러 가지 관절염, 풍, 결합조직염을 포함한 근육 또는 관절에 통증을 수반한 제반 형태의 질병을 포함시킬 때 사용되는 말이다. 그러나 일반적으로는 관절통(관절염과 풍)과 근육에 주로 통증을 일으키는 류마티스(결합조직염)을 구별한다. 항 류마티스 정유는 통증을 국부적으로 완화하거나 통증의 원인인 몇몇 독소를 제거하는 데 도움을 주는 것을 포함시킨다.

진통효과가 있는 정유는 chamomile, lavender, marjoram, rosemary가 있고 독소제거로는 cypress, lavender, rosemary가 효과가 있다.

113. Ringworm(백선, 완선)

이것은 곰팡이 전염에 의해 생긴다. 여러 가지 곰팡이류가 관여될 수 있으며 몸의 어느 부분에서도 일어 날 수 있는데 특히 두피에 일어났을 때 스트레스를 받고 원형 탈모증의 원인이 될 수 있다. Myrrh나 lavender와 같은 항진균 정유를 사용할 수 있는데 크림에 사용하여 하루에 3~4회 사용한다.

Myrrh와 lavender를 혼합해서 5% 정도 사용하는 것이 효과적이다.

경우에 따라서는 rosemary, tea tree를 직접 사용하거나 알코올에 용해해서 사용할 수도 있다.

114. Scabies(개선, 옴)

이것은 sarcoptes scabiei라고 하는 조그만 벌레가 피부밑에 알을 낳고 3~4일 안에 부화되고 몇 주일 내에 성충이 되고 이러한 과정이 반복된다. 이것은 전염성이 강하고 동전에 의해 전염된다고 생각되고 처음에는 매우 가렵고 구진이 발생한다. 옴의 치료는 benzyl benzoate 용액을 머리 끝에서 발가락까지 바른다.

Aromatherapy에서는 lavender와 peppermint를 혼합해서 사용하면 효과

적이고 cinnamon, clove, lavender, lemon 등도 사용할 수 있는데 clove, cinnamon 등은 피부자극이 있으므로 주의하여 적은 양을 사용하여야 한다.

115. Sebum(피지)

피지는 피부표면 밑에 있는 피지선에서 생산되는 왁스상 오일물질로 이 피지선은 모낭쪽으로 열려 있어 모공을 통해 외부로 나온다. 이 피지는 적정양일 때 피부를 광택이 나게 해주고, 피부를 유연하게 하고, 외부로부터 보호기능도 해 준다. 그런데 이 피지가 과다하거나 과소할 때 피부가 건조하거나 지성피부로 만들고 문제성 피부가 된다.

Aromatherapy에서는 geranium과 lavender가 과다 또는 과소 피지를 조절하여 정상적으로 해주는 역할을 하고 지성피부를 고쳐주는데, 유효한 정유는 bergamot이고 cedarwood와 grapefruit, juniper 등도 효과를 준다. 건성피부를 위해서는 sandalwood가 제일 좋고 chamomile, Jasmine, neroli, rose 오일이 효과를 줄 수 있다.

116. Sinusitis(정맥두염)

정맥두염은 눈과 코를 둘러싸고 있는 뼈에 위치한 공동(움푸한곳)의 통로에 박테리아가 감염되어 염증이 생긴 것을 말한다. 증상은 코의 응혈, 코피, 피곤, 두통, 귀의 통증, 눈 주위의 통증, 미열 또는 기침과 같은 증상이 있다. 이것은 감기, 독감, 편도선염 또는 입안의 위생이 안 좋을 때 발생 할 수 있고, 최근의 연구에 의하면 비타민A의 결핍과 연관된다는 것을 제시하고 있으며, 차고 습한 날씨가 한 원인으로 작용한다.

Lavender, eucalyptus, peppermint, pine, thyme, tea tree 등을 증기 흡입법을 이용하면 효과적이다.

117. Skin(피부)

피부의 바깥 표피는 여러 층의 피부세포로 구성되어 있다. 새로운 세포들이 기저층에서 생성되어 피부 표면으로 올라온다.

차츰 위로 올라오면서 수분을 잃고 점점 평편하게 된다. 이러한 세포들은 k

eratin이라고 하는 단백질이 풍부하고, 부서지기 쉽고, 비늘모양을 하고 있다. 연결조직에는 표피가 내부 진피 위에 놓여있고, 진피안에 있는 연결조직에는 강한 collagen 섬유소의 정렬된 망상이 있다. 또한 유연성을 주는 elastin섬유도 있다. 이 유연하고, 건강한 젊은 세포는 50% 정도의 신축성을 가지고 있고, 나이가 들어가면서 줄어든다. 진피 안에는 많은 모세관이 있어 피부세포에 영양소와 산소를 운반하고 독성폐기물을 운반한다. 또한 말초신경이 있어 피부에서 뇌까지 여러 가지 신호를 전달한다. 피지선도 있고 이것은 표피까지 연결되어 열려있다. 이 피지선은 피지를 생산하여 피부에 광택을 주며 세포에 있는 수분을 보호한다.

피부는 여러 가지 기능을 가진 기관으로 온도를 조절하고 독성물질이나 노폐물을 제거하며 피부는 몸의 건강의 거울이다. 즉 내부에서 일어나는 변화에 의해 영향을 받는다. 피부는 당신의 건강이 좋지 않다는 표시로서 보아져야 한다.

피부문제는 급성의 정서적인 걱정, 저혈당이나 당뇨와 같은 생화학적인 결과일 수도 있고, 스프레이 항생제 또는 다른 약품에 대한 반응의 결과일 수도 있고, 기초 화장품조차도 문제의 하나가 될 수도 있다.

그러나 가장 큰 원인이 되는 요인은 식사이다. 이것이 건강 특히 피부의 건강을 보증하는 주요 방법 중의 하나이다. 비타민이 피부와 절대적인 관련이 있다. 비타민A의 결핍은 피부 및 머리의 과도한 건성에 영향을 주며 비타민E는 피부병인 건선과 관계가 있다.

많은 피부발진과 습진의 형태는 어떤 단백질에 대한 알레르기이고 식사와 관계되어 있다. 실제적으로 모든 피부병은 몇 가지의 식사요법에 의해 치유해 왔다. 여드름이나 사소한 뾰루지 등은 고기와 설탕, 지방을 생략한 식사에 의해 치유된다. 여드름의 경우에 저 지방의 식사가 추천되고 견과류, 튀김식품, 알코올과 같은 많은 자극물질들이 원인일 수 있다. 이 이외에도 쵸코렛, 돼지고기, 돼지고기식품, 담배도 원인일 수 있다. 이런 여러가지 관점에서 aromatherapy는 많은 효과를 줄 수 있다.

118. Sore throat(후두염 목아픔)

후두염은 여러가지 원인에 의해 발생 할 수 있다. 박테리아 감염, 기침과 같은 기계적인 자극, 코로부터 오는 카타르가 원인일 수도 있다. 대개의 경우 증기를 마시면 불편이 적어지고 lavender, benjoin, thyme, tea tree 등이 매우 효과가 있다.

119. Spasm(경련)

우리는 움직이기 위해 근육이 수축해야 한다. 특정목적을 위해 근육이 움직인 후에는 다시 이완된다. 그리고 본래의 길이로 돌아간다. 이러한 과정이 매우 짧은 시간에 이루어진다. 그리고 이러한 수축과 이완이 계속해서 되풀이 될 수 있다. 특히 내장 근육일 경우에는 계속 되풀이 될 수 있다.

근육이 수축이 되고 다시 이완되지 않을 경우를 경련이 일어난다고 한다. 경련은 smooth muscle(평활근 : 내장기관을 이루는 근육)과 voluntary muscle(수의근 : 의지의 제어 하에 있는 근육)에 모두 올 수 있고 항시 통증을 수반한다. 경련은 과도한 운동 혈액공급 부족 피에서의 Na부족, 다른 성분의 부족 등으로 생길 수 있으나 가끔은 그 원이 밝혀져 있지 않고 스트레스가 하나의 원인으로 볼 수도 있다. Aromatherapy에서는 bergamot, chamomile, clary sage, fennel, juniper, lavender, marjoram, rosemary 등으로 평활근 경련에 습포를 해주면 효과적이고, 수의근 경련에는 black pepper, lavender, marjoram, rosemary 등을 이용해서 마사지해주면 효과를 볼 수 있다.

120. Stretch mark

이것은 갑자기 살이 팽창하여 생기는 선으로 사춘기나 임신시에 주로 생긴다. 이것은 예방하는 것이 가장 좋은 방법이다. 이 선이 생기고 나면 치료하기가 매우 어렵다.

사춘기나 임신시에 이 선이 생기기전에 갑자기 살이 찔 때 생기므로 이 때 hazelnut 오일이나 아몬드 오일 등을 가지고 마사지 해주는 것이 예방하는 데 도움을 준다.

Aromatherapy에서는 mandarine, neroli와 같은 정유를 가지고 마사지해주면 좋은 효과를 줄 수 있다.

121. Sunburn(햇볕에 탐)

이것은 태양광선에 노출된 후 피부에 염증을 일으킨 것을 의미한다. 물론 햇볕은 피부가 비타민D를 생산하는 데 꼭 필요하다. 그러나 과다하게 노출되면 피부가 화상을 입게 되고 피부암을 유발할 수 있고, 피부노화의 원인이기 때문에 과다노출을 피하는 것이 좋다. 그러나 노출 시는 태양광을 막는 크림을 사용하는 것이 좋다. aromatherapy에서는 햇볕에 탔을 때 chamomile이나 lavender 오일을 깨끗한 물(한 스푼에 약 10방울)에 넣고 잘 흔들어 탄 부위에 바른다. 물집이 잡혔을 때는 lavender오일을 물집 잡힌 부위에 원액을 발라 줄 수도 있다. 감자나 당근을 갈아서 환부에 붙여 주는 것도 한가지 방법이다. 심할 경우 의사나 약사와 상의해야 한다.

122. Thrush(아구창)

아구창의 원인인 진균은 의학적으로 Candida albicans로 알려지고 있다. 곰팡이(진균)가 몸 위나 안에 발견되고 항생제나 피임약, 임신, 폐경기와 같은 몸의 여러 가지 화학적인 변화에 그리고 당뇨병과 같은 병이 진균을 자라도록 조장한다.

여성에게는 음부가 가장 일반적인 감염 부위이고 가려움 염증 짙은 배설물을 배출한다. 물론 그 밖에 부위에도 발생하고 젖가슴 밑이나 겨드랑이 또는 입안과 같이 습하고 따뜻한 부위에 나타난다.

성적 접촉으로 전이될 수 있다. 따라서 aromatherapy에서는 목욕, 마사지 또는 국부적인 사용에 의해 치유할 수 있는데 tea tree, lavender, myrrh 등을 각각 사용하거나 조합해서 사용하면 효과를 거둘 수 있다.

123. Tonsititis(편도선염)

편도선은 임파선 조직으로 이루어져 있고 목(인두) 윗부분에 놓여 있다. 보통 비장, 흉선, 림프계와 같이 감염에 대한 방어를 담당한다. 흉선과 같이 어린 아이 때는 훨씬 더 크고 어른이 되면서 축소된다. 편도선염 또는 편도의 염증은 편도선에 Streptococci에 의한 감염 때문에 생긴다.

증기호흡이 통증완화나 감염과 싸우는데 도움이 된다. Thyme이 효과적이고 lavender, benjoin이 또한 자주 이용된다. 물론 마늘 비타민C도 이용하면 도움이 된다.

124. Urethritis(요도염)

요도염은 요도관의 염증을 말하는데 소변시 통증을 일으키거나 자주 소변을 보게 된다. 소변을 볼 때 찌릇찌릇한 느낌을 준다. 염증이 방광에 전이될 수도 있는데 특히 여성들에게는 방광염으로 되기 쉽다. 대부분의 요도염은 장에 있는 E.coli라고 하는 세균에 의해 감염이 되는데 이 균은 장에서는 해롭지 않는데 몸의 다른 부분에 이동되면 해를 주는 균이다. 그러나 요도염은 임질의 증상일 수도 있어 조사를 해야 한다.

Aromatherapy에서는 bergamot 오일 3~4 방울을 500cc 정도의 물에 타서 좌욕을 20분 정도하면 효과를 볼 수 있다.

125. Uric acid(요산)

요산은 단백질 소화분해산물로 보통 피속에 있는 요산은 신장에 의해 여과되어 소변으로 배출된다. 그러나 어떤 사람들은 신장이 제거할 수 있는 이상으로 요산을 생산하여 요산을 배출할 수 없게 된다. 이 요산이 몸에 쌓이게 되면 관절염이나 통풍과 같은 질병을 일으키게 된다. Lemon 오일로 관절부위에 마사지하거나 레몬 쥬스를 주기적으로 마시면 효과를 볼 수 있고 fennel과 juniper와 같은 해독작용을 갖는 정유도 효과적이다.

126. Urticaria(두드러기)

두드러기는 피부의 알레르기성 반응이다. 두드러기는 음식이나 먼지 세제 등과 같은 물질로 인해 발생하는 데 붉은 반점과 가려움을 동반하는 것이 일반적인데 아주 빨리 없어지는 경우도 있는데 심한 경우는 몸 전체에 나타날 수도 있다. 스트레스를 받을 때 두드러기로 고생하는 사람들도 많은데 평온하거나 긴장이 풀릴 때에는 두드러기가 생기지 않는다. Chamomile과 melissa 등을 물에 1~2% 정도 넣고 탈지면으로 감싸 주거나 두드려 준다.

127. Varicose veins(정맥노장성 정맥)

이것은 다리의 정맥이 비정상적으로 부풀어 오르는 현상으로 순환계의 활발치 못한 증상인데 정맥의 벽, 특히 정맥판의 탄력부족으로 생긴다. 이런 것들이 정상적으로 작동할 때 피를 꺼꾸로 흐르는 것을 막는다. 그러나 그 효능이 떨어지면 약간의 혈액은 정맥에 머물러 있을 수 있다. 그리고 부풀어 오르고 다리의 이상적인 피로나 아픔의 원인이 될 수 있다. 이런 증상은 유전일 수 있고, 오래 서 있다든지, 영양결핍, 비만 등이 원인일 수도 있다. 임신 때문에 생길 수도 있다. 이런 증상은 몸의 여러 부위에서 나타날 수도 있다. 정맥을 강화하거나 튼튼하게 하는 정유로는 cypress를 들 수 있고 또한 lavender, juniper, rosemary도 사용할 수 있는 데 오랜 기간동안 치료를 요한다.

128. Verrucas(무사마귀)

이것은 발바닥에 생기는 사마귀의 한 종류로 바이러스에 의해 생긴다. 바이러스에 대한 저항력이 생기면 자동적으로 없어지는 데 aromatherapy에서는 lemon, tea tree가 유효하며 geranium, grapefruit 또는 juniper 등도 이용될 수 있으며, garlic이나 thuja, onion을 사용하는 사람들도 있다.

129. Warts(사마귀)

사마귀는 바이러스에 의해 생기는 조그만 둥근 종양이다. 몸이 바이러스에 대한 저항력이 증가되면 자동적으로 없어진다. Aromatherapy에서는 tea tree, lemon, garlic, onion, thuja 등을 이용해서 퇴치시킬 수 있는데 lemon이나 tea tree 등의 정유를 그대로 사마귀 중심에 두고 반창고와 같은 것으로 감싸준다. 없어질 때까지 계속한다.

130. Wound(상처)

상처 치유에는 lavender, tea tree 오일이 가장 좋고 효과를 나타내며 benjoin, bergamot, chamomile, eucalyptus, juniper, rosemary 등이 유용한데 반창고에 몇 방울 떨어뜨려 상처 부위에 반창고를 바른다. 큰 곳에는 gauge에 정유를 묻혀 상처에 붙인다.

131. Wrinkles(주름)

주름은 피부가 노화되면 자연적으로 생기는데 좋은 영양, 예를 들면 비타민 B, C, E를 많이 함유한 음식을 공급해 주는 것이 좋고, 광 노출을 과다하게 하면 피부노화의 원인이 되기 때문에 피하는 것이 좋고, 마사지를 주기적으로 해주는 것도 좋은 데 neroli 오일이나 frankincense와 같은 정유를 마사지에 이용하면 좋은 효과를 줄 수 있다. 물론 식물성 오일을 함께 사용하면 좋은 효과를 나타낼 수 있는데 wheatgerm 오일이나 avocado 오일 또는 jojoba 오일과 같은 오일을 이용할 수 있다.

132. Zona(대상포진)

zona은 그리스어의 띠를 의미하는 말로 몸통 주위에 발진을 동반한 통증이 있고 고통스러운 증상이 나타나는 병으로 대상포진이라고 말을 한다. 수두, herpes zoster와 같은 바이러스에 의해 발생하며, 스트레스를 받거나, 육체적으로 저항력이 떨어졌을 때 발병한다. 바이러스는 척수에 들어가기 전에 감각신경에 영향을 주고 감각신경이 관여하는 피부에 물집다발을 일으킨다. 이것은 매우 통증을 유발하고, 통증은 물집이 생기기 전에 느껴진다. 몇일 동안 열을 동반하기도 하고 수포가 없어진 후에도 통증이 계속되고 몇 주 몇 달 동안 피곤하고 쇠약해진다.

Bergamot, eucalyptus, tea tree 등이 통증을 완화하고 물집을 완화시키며, Bergamot와 tea tree를 반반 사용하는 것도 효과적이다.

〔 참고 도서 및 문헌 〕

1. R.B.Tisserand : The art of aromatherapy, inner traditions international.Ltd(1979)

2. Kathi keville &mindy green : Aromatherapy, the crossing press freedom ca(1995)

3. Shirley price외 : Aromatherapy for health professionals,churchill livingstone(1995)

4. Marcel F.lavabre : Aromatherapy workbook, healing arts press(1990)

5. Daniele ryman : Aromatherapy, piatkus(1991)

6. Carol schiller & david schiller : 500 formulas for aromatherapy, sterling publishing co.,inc(1994)

7. Schirley price : Practical aromatherapy, thorsons publishing group, (1983)

8. Professor Raymond lautie : Aromatherapy,thorsons publishing group(1984)

9. Judith Jackson : Aromatherapy, dorling Kindersley(1987)

10. Christine wildwood : Creative aromatherapy, thrsons(1993)

11. Susanne fisher-rizzi : Complete aromatherapy handbook, sterling publishing co.,inc(1990)

12. Nelly grosjean : L'aromatherapie, albin michel(1993)

13. Michael castleman : The healing herbs, bookman

14. Valerie ann worwood : The fragrant mind, boubleday(1995)

15. Shirley price : Aromatherapy workbook, thorsons(1993)

16. B.P. トーキン, 神山惠三 : 植物の 不思議な 力=フィトンチツド, 講談社(1993)

17. Valerie ann wordwood : The fragrant pharmacy, bantambooks(1990)

18. Chrissie wildwood : The bloomsburry encyclopedia of aromatherapy, grangebooks(1996)

19. Jean valnet : The practice of aromatherapy, the c.w.Daniel company ltd(1980)

20. Rene'-maurice gattefosse : Gattefosse's aromatherapy, the c.w.Daniel company ltd(1995)

21. Daniel ryman : Marguerite maury's guide to aromatherapy(the secrete of life and youth), the c.w.Daniel company ltd(1989)

22. ワンダ.ゼラ/高山林太郎譯 : Aromatherapyのための84の精油, Fragrance journal社(1992)

23. Culpeper, Complete herbal, w.foulshan &co.,ltd

24. Valerie ann worwood : Aromantics, bantambooks(1987)

25. Joannah Metcalfe : Herbs and aromatherapy, Bloomsbury books(1989)

26. Mechthied scheffer : Mastering bach flower therapies, healing arts press(1996)

27. Kim fletcher : Essential oils, viking(1995)

28. Patricia davis : Aromatherapy A-Z, the c.w.Daniel company ltd(1988)

29. 양해주 : 향의 세계, 화징품 신문사(1996)

30. Julia lawless : The illustrated encyclopedia of essential oils, element(1995)

31. Ernest guenther : The essential oils vol I-VI(1948)

32. Anne roebuck : Aroma spa therapy anessence inc(1996)

33. Kurt schnaubelt : Advanced aromatherapy, healing art press(1995)

34. Kurt schnaubelt : Medical aromatherapy, frog,ltd(1999)

35. Erich keller : Aromatherapy hand book for beauty,hairand skin care, healing arts press(1991)

36. Guy roulier : les huiles essentielles pour votre sante', editions dangles(1990)

37. Paul belaiche : Traite de phytotherapie et d'aromatherapieI II III, maloine s.a, editeur(1979)

38. 奧田治 : 香料化學 總覽I II III, 廣川書店(1967)

39. R.Tisserand : The essential oil safety data manual, the association of tisserand aromatherapists(1985)

40. Pierre franchomme,Daniel penoel : L'aromatherapie exactment, li monges(1990)

41. R.Tisserand : Essential oil safety, pearson professional ltd(1995)

42. Volker schulz외 : Rational phytotherapy, springer(1996)

43. D.L.J.Opdyke : Monographs fragrance raw materials(A-Z) : RIFM (1979)

44. Lesley bremness : Les plantes aromaticques et medicinales, bordas(1994)

45. G.buchbauer : Biological effects of fragrances and ssential oils, perfumer&flavorist vol 18 jan/feb, 19~24(1993)

46. G. buchbauer : Aromatherapy ; do essential oil have therapeutic properties?, perfumer & flavolist vol15, 47~50(1990)

47. G.buchbauer : Methods in aromatherapy research, euro cosmetics, April, 23~27(1996)

48. Peter badia 1991 : Olfaction sensitivity in sleep ; the effect of fr agrances on the quality of sleep, perfumer & flavorist vol 16, may /jun, 33~34(1993)

49. G.buchbauer 외 : Fragrance compounds and essentials with sedati ve effects upon inhalation, J of pharmaceutical sciences vol 82 no 6, 660~664(1993)

50. Aromatopia no22(1997)

51. herbs for health, jan/feb(1999)

52. M. Kawasaki : Aromatherapy & aromachology, fragrance journal no85 104~112(1987)

53. Tylers. Lolig 외 : odor and cognitive alteration of contingent nega tive variation, chemical senses vol 15 537~545(1990)

54. H. Safayhi외 : chamazulene :an anti-oxidant type inhibitor of leu kotriene b4 formation, plant medica 60 410~413(1994)

55. J.Stephan jellink : Psychodynamic odor effects and their mechanis ms, perfumer & flavorist vol 22 sep/oct 27~41(1997)

56. Stephen J.herman : The effect of age on olfaction, C&Tvol 112 feb, 79~82(1997)

57. Etienne & al : New and unexpected cosmetic properties of perfu me, 20th IFSCCcongress in canncs.

58. aromatopia no 24(1997)

59. P.Rovesti and E.Colomo : Aromatherapy and aerosols, SPC Aug, 475~478(1973)

60. Deborrah low외 : Antibacterial action of oil of eucalyptus citriodora, plant medica vol 26 184~189(1974)

61. Howard R. Moskowitz : Olfactory fatigue : what it is and how to avoid it in product testing, pefumer & flavorist vol 4 jun/july, 37~48(1979)

62. S.G.Deans & G.Ritchie : antibacterial properties of plant essential oils, international journal of food microbiology vol 5, 165~180(1987)

63. Aromatopia no 34(1999)

64. Herbs for health, july/aug, p12, p26(1999)

65. Herbs for health jan/feb p46~53(1999)

66. Seymour Reichlin : Neuroendocrine immune interactions, the new england journal of medicine oct p1246~1253

67. Vasnat Lad : ayur veda, http://www.healthy.net/library/articles/ayurvedic

68. Misery : Skin immunity and the nervous system, british association of dermatologists 137, p843~850(1997)

69. Chihoko kam외 : Psychoneuroimmunological benefits of cosmetics, IFSCC venezia.

70. Richard L외 : The neuro immuno cutaneous endocline network, arch dermatol vol 134, 1431~1435(1998)

71. Fragrance journal no-65(1984)

72. Fragrance journal no-75(1985)

73. Fragrance journal no-77, 81(1986)

74. Fragrance journal(1991~11)

75. Fragrance journal(1992~10)

76. Aromatopia no-8(1994)

77. Aromatopia no-32(1999)

78. Aromatopia no-28(1998)

79. Aromatopia no-30(1998)

80. Jasperc.Maruzzella : Antibacterial properties of perfumery chemicals, SPC aug, 743~746(1961)

81. T.Hummel외 : Olfactory discrimination of nicotine enantiomers by smokers and nonsmokers, chemical senses vol 17,no1, p13~21

82. Joels.Warm외 : Effects of olfactory stimulation on performance and stress ina visual sustained attention task, J SCC 42 may/june, 199~210(1991)

83. Gustav carsch : An experimental design for relating personality to perfumes, JSCC 18, 521~526(1967)

84. Susan C.Knasko : Ambient odor's effect on creativity, mood and perceived health, chemical senses vol 17, p27~35(1992)

85. John B. Nezlek : Social interaction and personal fragrance use,perfumer &flavolist vol15 43~45(1990)

87. Howard Ehrlichman : Odor experience as affective state : effects of odor pleasantness on cognition, perfumer & flavorist vol 16 mar/april, 11~12(1991)

88. K.H.Berg : The effect of smell on cognitive process : dragoco report

89. R.L.Bronaugh외 : Comparison of percutaneous absorption of fragrances by humans and monkeys, F CT vol 23 p111~114(1985)

90. H.B.Forster : Anti spasmodic effects of some medicinal plants, planta medica vol 40 309~ 317(1980)

91. H.P.T.Ammon : phytotherapeutika in der kneipp-therapic, therapie woche 39, 117~127(1989)

92. L.Jirovetz외 : Determination of lavender oil fragrance compounds in blood samples, Fresenius J.ANAL CHEM 338, 922~923(1990)

93. O.Isaac : Pharmacological investigations with compounds of chamomile, planta medica vol 35, p118~124(1979)

94. Catherine F외 : Is estrogenic activity present in hops? F. C,Tvol 11, p597~603(1973)

95. V.Jakovlev 외 : investigation on the antiphrogistic effects of cham azulene and matricine, planta medica vol49 p67~73(1983)

96. Lembke A외 : Preparation and method for stimulation the immune system,german patent 3508875al

97. Lembke A외 : Virus inactivating pharmaceutical containing formate and black pepper oil, European patent 259617az

98. S.Dube외 : Antifungal physicochemical and insect repelling activity of essential oil of ocimum basilicum, can.J.botvol 67(1989)

99. J.B Hinou : Antimicrobial activity screening of 32 comon constituents of essential oils, pharmazie vol44, 302~303(1989)

100. Ingrid B Bassett : A comparitive study of tea tree oil versus benzoylperox-ide in the treatment acne, medical journal of australlia vol153, 455~458(1990)

101. A,C.William외 : Essential oils as novel humanskin penetration en hancer Int, J of pharmaceutics R7~R9(1989)

102. S.G.Deans외 : The antimicrobial properties of marjoram volitle oil, flavor & fragrance journal vol5 187~190(1990)

103. G.Buchbauer 외 : Percutaneous absorption of lavender oil from a massage oil, jscc 43, 49~54

104. Michael albert-pulego : Fennel and anise as estrogenic agents, J of ethro-pharmacology2, 337~344(1980)

105. Heinz schiller : Atheische ole-wirkungen und nebenwirkungen, de utche zeitung124, 1433~1442(1984)

106. Gary beauchamp : The future for olfactory research, perfumer & flavorist(1992)

107. Kathryn Degraff : Aromatherapy strives for legitimacy status ,D &CI/june 44(1988)

108. S.Van toller : odors emotion and psychophysiology, Int, J of cosmetic science 10, 171~197(1988)

109. T.Stimpfi,B.Nasel외 : Concentration of 1,8-cineol in human blood during prolonged inhalation, Oxford university press

110. K.A.Kovar 외 : Blood levels of 1,8cineol and locomotor activity of mice after inhalation and administration of rosemary, planta medica 315~318(1987)

111. J .A Morris외 : Antimicrobial activity of aroma chemicals and essentials SD&C may 595~603(1979)

112. Rainer wohlfart외 : The sedative-hypnotic principle of hops, planta medica vol48 p120~123(1983)

113. Van Toller : The relationship between emotion, perfumes and fragrances, perfumer & flavorist vol16 nov/dec, p39~42(1991)

114. Mohamed H. Shwaireeb : Caraway oil inhibits skin tumors in female balb/c mice, nutrition and cancer vol19 p321~325(1993)

115. G.Buchbauer 외 : Aromatherapy ; use of fragrances and essential oils as medicaments, fravor & fragrance journal vol 9 p217~222(1994)

116. Hosoi외 : cosmetics have the ability to modulate cutaneous conditions by inducing changes in nervous, endocrinological and immunological functions, 20th IFSCC congress

117. George Dodd & S.Van Toller : The biochemistry and psychology of perfumery, perumer & flavorist vol 8 no 4 p5~14(1983)

118. J.S.Jellinek : Aromatherapy ; A status review C&t 109 p83~101(1994)

[찾아 보기]

(A)

Abbess of bign, St. Hildgrade ·····16
Abscess ·····195
Acne ·····195
Adehydes ·····33
Adulteration ·····41
Aging skin ·····196
Allelophatic ·····22
Allopathy ·····196
Alopecia ·····196
Analgesic ·····123
Angelica ·····44
Angiosperms ·····23
Aniseed ·····45
Anti-inflammatory ·····125
Antibacterial ·····122
Antibiotics ·····197
Antidepressant ·····197
Antifungal ·····124

Antiseptic ·····122
Antiviral ·····125
Avocado ·····146
Aphrodisiacs ·····198
Appetite ·····198
Aromachology ·····176
Aromatherapie ·····9
Aromatherapy ·····9
Aromatic hydrosol ·····41
Aromatogram ·····11
Aromatology ·····134
Arthritis ·····199
Asthma ·····199
Athlete's foot ·····200
Atlas cedarwood ·····56
Avicena ·····16
Avicenna ·····200
Ayurvedic medicine ·····200

(B)

Bach flower remedy ·····201
Backache ·····201
Baldness ·····201
Balsam Fir ·····74
Basil ·····46
Bay ·····48
Bay leaf ·····48
Bergamot ·····49
Blrch ·····50

Bitter orange ·····99
Black pepper ·····51
Bleeding ·····202
Blister ·····202
Blonchitis ·····202
Blood pressure ·····202
Blotter ·····42
Blue chamomile ·····59
Boils ·····195

참고 도서 및 문헌 · *247* ·

Bowman's gland ·············170
Bruise ·············203

Bulgarian rose ·············110
Burns ·············203

(C)

Cajola ·············130
Cajuput ·············52
Calandula ·············146
Campanulales ·············28
Canon of Medicine ·············16
Caraway ·············54
Cardamon ·············53
Carrier ·············143, 144
Carrot ·············147
Carrotseed ·············55
Catarrh ·············204
Celery seed ·············58
Cellulite ·············204
Cellulitis ·············204
Chemoreception ·············169
Chemotype ·············20
Chickenpox ·············205
Cinnamon ·············61
Citronella ·············62

Clary sage ·············63
Class ·············19
Clove ·············64
CNV ·············178
Coconut ·············147
Cold ·············205
Coloquente ·············14
Compress ·············141
Coniferae ·············22
Constipation ·············205
Coriander ·············65
Cough ·············206
Cracked skin ·············206
Culpeper ·············17
Cultivar ·············20
Cumin ·············66
Cypress ·············67
Cystitis ·············206

(D)

Damask rose ·············110
Dandruff ·············206
De Matria Medica ·············15
Dental abscess ·············207
Depression ·············207
Dermatitis ·············207
Diarrhoea ·············208

Diffuser ·············137
Dill ·············68
Dioscorides ·············15
Disinfectant ·············208
Distillation ·············36
Diterpenes ·············30
Division ·············19

Douche ·······208	Duraffourd ·······127
Dry distillation, Direct distillation 37	Dysmenorrhea ·······209
Dry skin ·······209	Dyspepsia ·······209

(E)

Eculle ·······38	Elemi ·······69
Eczema ·······209	Enfleurage ·······39
EDA ·······180	Esters ·······33
Edfu ·······14	Evening prime rose ·······147
Edwin smith ·······14	Everlasting ·······71
Effleurage ·······157	Extraction ·······38

(F)

Fagales ·······23	Flatulence ·······210
Family ·······19	Follicle ·······138
Fatigue ·······209	Forma ·······20
Feet ·······210	Franchome & Penoel ·······129
Fennel ·······72	Frankincense ·······74
Fever ·······210	French rose ·······109
Fir needle ·······73	Friction ·······158

(G)

Galbanum ·······76	Ginger ·······78
Gatti ·······130	Gingivitis ·······210
Genus ·······19	Gland ·······138
Geranioles(·······24	Gout ·······211
Geranium ·······76	Graminales ·······28
Gerard ·······17	Grape seed ·······148
German chamomile ·······59	Grapefruit ·······79
Gibberelins ·······30	Gymnosperms ·······22

참고 도서 및 문헌 · *249* ·

(H)

Haemorrhoids	211
Hair	211
Halitosis	212
Hayfever	212
Hazelnut	148
Headache	212
Heartburn	212
Helichrysum	71
Hemiterpenes	30
Herpes	213
Herpes zoster	126
High blood pressure	213
Hippocrates	15
Histamine	213
Historia Plantoratum	15
holistic aromatherapy	11
Holistic medicine	214
Homeopathy	214
Hybrid	20
Hypericum	148
Hypertension	214
Hypotension	215
Hyssop	79

(I)

Immune system	215
Impotence	217
Indigestion	217
Infectious illness	217
Inflamation	218
Inflanza	218
Insomnia	218
Isoprene	30
Itching	218

(J)

Jasmin	80
Jean Valnet	10
Jojoba	149
Juniper	82

(K)

Keratin	219
Ketones	33
Kidney	219
Kingdom	19
Kneading	157

(L)

Laryngitis	219
Laurel	83
Lavandin	85
Lavender	84
LD50	187
Lemon	86
lemon balm	93
Lemongrass	87
Lethal Dose	187
Lime	89
Limeblossom	149
Litsea cubeba	90
Liver	220
Loss of appetite	220
Lungs	221
Lymph	221
Lymphatic system	221

(M)

Macadamia	149
Maceration	39, 145
Macrosmatic	168
Magnoliales	23
Mandarine	91
Marguerite Maury	10
Marjoram	92
Massage	221
Massage	152
May chang	90
Medical &clinical aromatherapy	11
Melissa	93
Memory	222
Menopause	222
Menstruation	222
Mental fatigue	223
Metabolism	20
Microvibration	179
Migrain	223
Milfoil	120
Mind	223
Monoterpenes	30, 31
Mouth ulcers	223
Myrrh	94
Myrtiflorae	25
Myrtle	95

(N)

Neroli	96
Neuralgia	223
Niaouli	97
Nosebleed	224
Nutmeg	98

(O)

- Oedema ·······224
- Oestrogen ·······224
- Oily skin ·······225
- Oleales ·······27
- Olfactory bulb ·······169
- Olfactory receptor neuron ·······169
- olfactory research fund ·······12
- Olfactory system ·······169
- Olive ·······150
- Order ·······19
- Oregano ·······101
- Osteopathy ·······225
- Otitis ·······226
- Oxides ·······35

(P)

- Palmarosa ·······102
- Palpitation ·······226
- Papryi ·······14
- Parkinson ·······17
- Parsley ·······103
- Patchouli ·······104
- Peppermint ·······105
- Percussion ·······158
- Petitgrain ·······106
- Petrissage ·······157
- Phenols ·······34
- Phenylpropanes ·······34
- Photosenstisation ·······227
- Phytohormone ·······227
- Phytoncide ·······227
- Phytotherapy ·······227
- Phytotherapy ·······11
- Pine ·······107
- Piperales ·······29
- PMS ·······228
- Pneumonia ·······228
- Polyterpenes ·······30
- Pre-menstruation tension ·······228
- Pruritis ·······229
- Psoriasis ·······229
- Psychological aromatherapy ·······11

(R)

- Ravensara ·······108
- Rene Maurice Gattefosse ·······9
- Reservoir ·······138
- Rheumatism ·······230
- Ringworm ·······230
- Robert Tisserand ·······10
- Roman chamomile ·······60
- Rosales ·······24
- Rose de mai ·······109
- Rosehip ·······150
- Rosemary ·······111
- Rosewood ·······112
- Rutales ·······25

(S)

Safflower	150
Sage	113
Saleno	16
Sandalwood	114
Santales	29
Scabies	230
Scitamineae	29
Sebum	231
Sesame	151
Sesquiterpenes	30
Sesquiterpenoids	32
Sinusitis	231
Skin	231
Smelling slip	42
smelling strip	42
Sore throat	232
Spasm	233
Spearmint	115
Species	20
Spermicide	14
Spike lavender	85
Sponge	38
Staphylococcus aureus	129
Steam distillation	37
Steles에	14
Stretch mark	233
Stroking)	157
Subclass	19
Subdivion	19
Subspecies	20
Sunburn	234
Sunflower	151
Sweet almond	145
sweet marjoram	92
Sweet orange	100

(T)

Tagetes	116
Tangerine	91
Tea tree	117
Terpene alcohol	34
Terpenoid	30
Tetraterpens	30
Theophrastus	15
Thrush	234
Thyme	118
Tonsititis	234
Triterpenes	30
Tubiflorae	27

(U)

Umbelliflorae	26
Urethritis	235
Uric acid	235
Urticaria	235

(V)

Vaporizer ·················137
Varicose veins ···········236
Varieties ·················20
Variety ···················20

Verrucas ·················236
Vetiver ···················119
Vetivert ··················119
Virginiana cedarwood ····57

(W)

Warts ····················236
Water and steam distillation ······37
Water distillation ········36
West Indian bay ·········48

Wheatgerm ··············151
White Birch ·············50
Wound ···················236
Wrinkles ·················237

(Y)

Yarrow ···················120

Ylang Ylang ·············121

(Z)

Zona ·····················237

(ㄱ)

가려움 ····················218
가슴앓이 ·················212
간 ·······················220
갈라진 피부 ··············206
감기 ·····················205
개선 ·····················230
건선 ·····················229
건성 피부 ················209
건초열 ···················212
경련 ·····················233

고혈압 ···············213, 214
관절염 ···················199
관주법 ···················208
광감작 ···················227
구강 궤양 ················223
기관지염 ·················202
기억 ·····················222
기침 ·····················206
기화기 ···················137

(ㄴ)

낭 ·································138
노화 피부 ······················196

농양 ·······························195

(ㄷ)

대머리 ···························201
대상포진 ················213, 237
대증요법 ·······················196
독감 ·······························218

동종 요법 ······················214
두드러기 ·······················235
두드리기 ·······················158
두통 ·······························212

(ㄹ)

림프계 ···························221

(ㅁ)

마사지 ···························152
마음 ·······························223
머리 ·······························211
면역계 ···························215

무사마귀 ·······················236
무좀 ·······························200
물집 ·······························202
미약 ·······························198

(ㅂ)

발 ·································210
발산기 ···························137
방광염 ···························206
방부 ·······························122
백선 ·······························230
변비 ·······························205
변연계 ···························173

변환 ·······························172
봉와직염 ·······················204
부종 ·······························224
불감증 ···························217
불면증 ···························218
비듬 ·······························206

참고 도서 및 문헌 · 255 ·

(ㅅ)

사마귀 ·········236	습포 ·········141
상처 ·········236	식물호르몬 ·········227
선 ·········138	식욕 ·········198
설사 ·········208	식욕상실 ·········220
소독제 살균제 ·········208	신경통 ·········223
소양증 ·········229	신장 ·········219
소화불량 ·········209, 217	심계항진 ·········226
수두 ·········205	쓰다듬기 ·········157
습진 ·········209	

(ㅇ)

아구창 ·········234	요도염 ·········235
안마 ·········225	요산 ·········235
안마하기 ·········157	우울증 ·········207
압력을 가하기 ·········158	월경 ·········222
압착법 ·········37	월경불순 ·········209
압포 ·········141	월경전 증후군 ·········228
여드름 ·········195	유발전위 ·········177
여성호르몬의 일종 ·········224	이염 ·········226
열 ·········210	입냄새 ·········212
염증 ·········218	

(ㅈ)

저혈압 ·········215	종기 ·········195
전염병 ·········217	주름 ·········237
정맥노장성 정맥 ·········236	주무르기 ·········157
정맥두염 ·········231	지성피부 ·········225
정신피로 ·········223	진통 ·········123

(ㅊ)

천식 ···199	치육염 ···210
체음제 ···198	치주염 ···207
초임계 CO2 ··40	치질 ···211
출혈 ···202	친유성 ···137

(ㅋ)

카타르 ···204	코피 ···224
코감기 ···204	

(ㅌ)

타박상 ···203	통풍 ···211

(ㅍ)

편도선염 ···234	포도상구균 ·····································129
편두통 ···223	피곤 ···209
폐 ···221	피부 ···231
폐경기 ···222	피부염 ···207
폐염 ···228	피지 ···231

(ㅎ)

항균 ···122	허리통증 ···201
항바이러스 ·····································125	헛배부름 ···210
항생물질 ···197	혈압 ···202
항염작용 ···125	혈청 ···221
항우울제 ···197	화상 ···203
항진균 ···124	후각 상피 ·······································169
햇볕에 탐 ·······································234	후각 점액 ·······································170

참고 도서 및 문헌 • *257* •

후각계 ···169	후두염 목아픔 ································232
후구 ··169	후삭 ··169
후구와 후삭 ·································171	히스타민 ··213
후두염 ··219	

● 저자소개 ●

- 경희대학교 화학과 졸업
- 태평양화학 향료연구실 입사
- IFEAT로 부터 DiPLOHA취득
- 태평양 기술연구원 향료팀징
- 아주대학교 경영대학원 최고경영자과정 이수
- 아모레퍼스픽 기술연구원 연구위원
- Pacific Institute of Aromacheray로부터 Certificate 획득
- The Institute of Dynamic aroma Theraypy로 부터 Certificate 획득
- 숙명사이버대학 겸임교수 역임
- 중앙대학교 약학대학교 겸임교수 역임
- 아주대학교 응용생명대학 겸임교수 역임

● 주요논문 및 저서 ●
- 오렌지 Flower absolute의 광독성에 관한 연구
- 찔레꽃 향기 분석에 관한 연구
- 향의 길라잡이 출간
- 향의 용어사전 출간

아로마 이해의 나침판

아로마의 이해

정가 17,000원

2021년 2월 05일 초판인쇄
2021년 2월 15일 초판발행
저　자 : 양　해　주
발 행 인 : 이　명　훈

판권

발행처　　도서출판 남 양 문 화

０８８４２　서울 관악구 문성로 210(신림동)
　　　　　전 화 : 864-9152~3
　　　　　FAX : 864-9156
　　　　　등 록 : 제3-489

☞ 파본이나 낙장이 있는 책은 교환해 드립니다.